看護学テキスト NiCE

病態・治療論 [12]

精神疾患

編 集

加藤 温

森 真喜子

改訂第2版

南江堂

執筆者一覧

編集

加藤　温　　国立国際医療研究センター病院精神科 科長

森　真喜子　国立看護大学校精神看護学分野 教授

執筆（執筆順）

加藤　温　　国立国際医療研究センター病院精神科 科長

森　真喜子　国立看護大学校精神看護学分野 教授

尾久　守侑　慶應義塾大学医学部精神・神経科学教室

小泉　輝樹　慶應義塾大学医学部精神・神経科学教室

飯田　敏晴　駒沢女子大学人間総合学群心理学類 准教授

太田　直子　あいクリニック神田

松永　力　　同愛記念病院精神科 部長

横瀬　宏美　日本大学医学部附属板橋病院精神神経科

沼田　周助　徳島大学大学院医歯薬学研究部精神医学分野 教授

貫井　祐子　国立国際医療研究センター病院精神科

岡　文惠　　日本赤十字社医療センターメンタルヘルス科

合川　勇三　埼玉県立精神医療センター依存症治療研究部 部長

はじめに

　本書は2018年9月に初版を上梓して以来，幸いにして精神疾患の基礎を学ぶ多くの看護学生に読んでいただいた．この度，初版から約5年を経過したところで改訂第2版を出版する運びとなった．

　初版を改めて読み返してみると内容に関しては決して色あせるものではないものの，より現場のニーズに応えるため，前回と同じ執筆者に改めて内容を吟味してもらい，新たな治療法や知見を反映させたかたちで改訂を行った．

　ひとつ大きな変化としては，初版時に使われていたDSM-5がDSM-5-TR (2022)に改訂されたことである．診断基準に関しては大きな変更はないものの，邦訳病名は大幅にリニューアルされた．日本精神神経学会では，今後日本語版が発表されるICD-11の病名と用語の邦訳について見直しが行われた．誤解や偏見の対象とされがちだった「精神障害」や「精神病」は「精神症」に置き換わり（日本精神神経学会が関与していない睡眠・覚醒症候群を除く），DSM-5-TRにおいてもその邦訳が採用されたため，本書においても同様の対応とした．ただし，新邦訳が現場に普及するにはしばし時間を要するため，疾患によっては従来の病名を併記するなどで学習に支障がないかたちとした．

　病名変更があったとはいえ，その疾患の本質が変わるわけではない．初版から通してみなさまにお伝えしたいのは，細かなことに捉われず，疾患概念を大きくつかみ，考え方の基本を身につけてほしいということである．本書が日々の学習の一助となれば幸甚である．

　2023年11月

加藤　温
森　真喜子

初版の序

　本書は『看護学テキストNiCE 病態・治療論』シリーズの精神疾患編である．

　精神看護に携わるには，看護論だけでは対応できない．精神疾患に関する基礎知識がどうしても必要になってくる．精神症状を呈する患者をどのように見立て，治療につなげていくのかについて，十分な理解が求められる．目次をみてもらえばわかるように，ここで扱っている項目は多岐にわたる．しかし，病態や治療法の羅列では無味乾燥で頭に残らない．本書では，読み込むことで理解を深め，臨床の場で応用できる力を養えるような内容構成としている．

　第Ⅰ章では，精神疾患を学ぶうえでの心がけから導入し，あらゆる疾患をみる際の基本となるさまざまな精神症状について解説している．第Ⅱ章では精神疾患の診断方法や治療について述べている．とくに精神科治療の中心となる精神療法については詳しく扱っている．第Ⅲ章では各論として，統合失調症や気分障害をはじめ，日常診療でよくみられる精神疾患を扱っている．

　まずは本書で精神疾患がどのようなものなのか，大まかなイメージをつかんでほしい．はじめからすべてを理解する必要はない．実習などで実際の診療の場に出ると，いろいろと疑問点が生じてくるであろう．そのときに改めて本書に戻り，ひとつひとつについて確認するとよい．この繰り返し作業が，精神疾患の深い理解につながっていくはずである．

　本書をきっかけに精神疾患を身近に感じ，精神看護に興味をもってくれる看護師が一人でも増えることを切に願っている．

2018年8月

加藤　温
森　真喜子

序章 なぜ精神疾患について学ぶのか

なぜ精神疾患について学ぶのか

1 医師の立場から

　精神疾患と聞くと，それだけでハードルが高く感じられるところがあるかもしれない．精神疾患のある患者と接したことのない人にとっては，近寄りがたい，よくわからなくて怖い，どのようにかかわればよいのかわからないなど，ちょっとした抵抗感を抱くことが多いように思う．しかし実際にはイメージが先行しているところもあり，精神科研修を終えた看護学生や医学生に尋ねると，思ったよりも身近に感じられたという感想を聞くことが多い．

　国の地域医療計画においても，2013年度から5疾病5事業の5疾病目として精神疾患が加えられた．医療の現場で働いていれば，精神科の知識は必ず必要になってくる．以前は，精神科で勤務しなければ精神疾患は知らなくてもよいという考えもあったかもしれないが，最近では緩和ケアチームをはじめとして，精神科リエゾンチーム*，認知症ケアチームなど精神科の知識を必要とする看護師が活躍する場は，一般医療に大きく広がってきている．

　精神科の分野は幅広く，統合失調症，双極症など精神科固有の疾患はもちろんのこと，不眠，せん妄などは一般病棟で勤務していれば必ずかかわる病態である．うつ病や発達障害，職場におけるメンタルヘルスの問題も身近なものとなっている．今や精神科の世界を知らずして看護師として勤務することは不可能と考えてよい．そのため，精神疾患について基礎的なところは十分に理解しておく必要がある．

　本NiCEシリーズでは，すでに精神看護学のテキストが刊行されている．精神看護に関しては同書に譲り，本書では，看護師の視点をふまえつつも，医師・心理士側から看護師に理解してほしい精神科のものの考え方や精神疾患をわかりやすく伝えることに重きを置いている．執筆者はいずれも臨床現場で看護師とかかわった経験を豊富にもつ臨床家である．本書が精神疾患を学ぶうえでの道しるべとなることができれば幸いである．

（加藤　温）

*リエゾンチーム
リエゾンとは「連絡」という意味があり，多職種連携により患者を巡る諸問題に対応することをさす．

2 看護師の立場から

　内科や外科などと比べると，精神科に通院・入院したり，お見舞いに訪れた経験をもつ人は少ないかもしれない．また，看護学を学ぶ以前は，精神疾患の種類や症状，治療の方法について知る機会は限られていたのではないだろうか．

　2020年度の厚生労働省「患者調査」によれば，精神疾患を有する患者は全国で約500万人とされている．また，精神の不調を抱える人が必ずしも精神科を受診するとは限らない．たとえば周産期医療や緩和ケアにおけるメンタルケアにみられるように，さまざまな診療科で精神医療に関連のある取り組みがなされている．このように，精神疾患は実は身近なものなのである．

　本書で詳解されているように，精神疾患を有する患者は，気分が落ち込む，意欲が出にくい，考えがまとまらない，自分の悪口をいう声が聴こえる，存在しないはずのものがみえるなどの客観的にはわかりにくい精神症状を体験している．こういった精神症状が言動に影響し，就学や就労，日常生活，対人関係などの生活全般に支障をきたす．

　医学の進歩に伴い，住み慣れた地域で生活を続けながら治療と精神保健福祉サービスを受けることで，社会参加が可能なまでに回復できるようになった．しかしながら，一般社会の理解はまだ十分とはいえず，精神障害当事者とその家族は，多様な「生きづらさ」を抱えながら生活している．

　私たち人間が知らないことやわからないものに対し，差別や偏見を抱くことは無理もないことである．しかしながら，精神疾患についての基礎知識を深めた後は，差別や偏見が生み出されてきた社会の構造や，人それぞれがもつ人格や個性を尊重し，支え合い，多様なあり方を認め合う共生社会を実現していくための方策について，精神疾患の特質や環境との関係性から考えてみよう．

　精神疾患をもつ患者を対象とする看護ケアを展開するうえで，精神疾患に関する基礎的な知識を身につけることは必須となる．たとえば，看護師として患者に服薬指導を行う場面を思い浮かべてみてほしい．看護師は，患者に薬の作用や副作用について説明するとともに，患者が自律的に服薬するための方法を提案することであろう．このような活動を支える基盤となるものが，精神疾患の発症のメカニズムとその知見に基づく各種治療の意味づけ，そして患者が体験している症状の種類と背景といった精神疾患に関する基礎知識なのである．

　現代社会では，精神的な不調を抱える人を受け容れたり，休養がとれるようサポートする物理的・精神的な余裕が失われつつある．また，ジェスチャーや態度，表情などによるノンバーバル・コミュニケーション（非言語的コミュニケーション）から自分に求められている役割を察知し，その要請に適切に応え，同調できることが生き延びるための条件となる風潮もあるようである．これをいつでも間違いなくこなすというのは，誰にとってもストレスなのではないだろうか．

　精神疾患についての学びは，自分とは異なるタイプの人のことを共感的に理解するための視点のバリエーションを豊かにするためにも役立つことであろう．

（森　真喜子）

第Ⅰ章　精神疾患の理解

1 | 精神疾患を学ぶ前に

　精神科が「精神の病い」を対象としていることに異論はないであろう．しかし「精神が病んでいること」を定義するのは難しい．身体疾患の場合には，すべてではないものの，検査結果などにより異常所見を見出し，診断から治療へとつなげていくことができる．しかし精神に関しては，明らかな器質性・症状性精神障害（p.150 参照）を除けば，血液検査や画像検査で異常があるから精神疾患だと判断することはできない分野である．精神を病むこと，つまり精神における異常をどのように考えるべきであろうか．まずは一般論としての正常と異常についてから考えてみたい．

1 | 正常と異常

　正常と異常について定義することは，なかなかの難問である．『広辞苑（第7版）』によると，「正常」は「他と変わったところがなく普通であること」，「異常」は「通常とはちがっていること」とされている．正常とは普段と変わらないことであり，日常生活において正常であることを意識することはほぼないと考えられる．正常や異常を意識できるのは，何らかの変調，つまり異常をきたした時である．

　身体疾患を例に挙げると，胃潰瘍ができれば胃痛を，骨折すれば折れた場所の痛みを感じる．身体に何らかの異常が生じ，その結果として疼痛などの症状を認めることで，はじめて「異常」の存在を意識することができる．このように身体疾患の場合には，器質的な異常と症状の関係が比較的明瞭である．一方，精神疾患に関しては，そうはいかない．精神の主体が脳にあることは想定されるが，そこにどのような変化が生じて精神症状が出現するのか，その仕組みはまだ完全にはわかっていないのが現状である．

　たとえば，ショックなできごとが起これば，誰でも一時的に落ち込むことはある．多くは時間とともに軽快していくが，長く続いたり，生活に支障が出てくれば，異常と考えて対応することが必要になってくる．どこまでが正常で，どこからが異常かの明瞭な境界線は存在しない．もちろんそこに迫るべく脳研究が盛んに行われ，少しずつ解明されてきているものの，誰をも納得させる答えは出ておらず，今後もみつからない可能性の方が高いであろう．

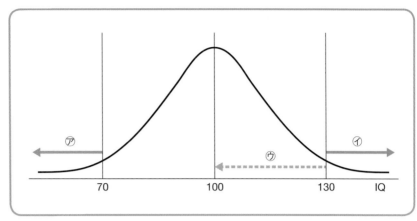

図Ⅰ-1-1　知能指数（IQ）の分布
・**平均基準**では，IQ が低い⑦も高い⑦も異常となる．
・高いほどよいという**価値基準**で判断すると，⑦は異常とされない．
・⑦のように，IQ が 130 から 100 に落ちても平均基準では正常範囲内である．しかし**個人基準**で考えると異常ととらえることができる．

　精神に関しては，正常か異常かの議論だけにあまりこだわらない方がよい．両者の区別ができたとしても，正常であるから「問題なし，治療しなくてよい」，異常であるから「問題あり，治療しなければならない」などと単純化することはできない．とはいえ，臨床上はそこを区別する何らかの指標としての判断基準は必要であろう．以下に，正常・異常を考える際の代表的な3つの基準（**図Ⅰ-1-1**）を提示する．万能な基準は存在しないが，理解を進めるうえでの参考としてほしい．

A　平均としての基準

　言い換えれば統計的な基準である．平均的なもの，つまり多くに認められるものを正常とし，そこから外れる度合いが高いものを異常とする考え方である．これは比較的わかりやすいであろう．たとえば知能テストの結果は知能指数（intelligence quotient：IQ）という数字で表すことができる．しかし現実的には，必ずしも平均から外れているから異常と判断されるわけではない．IQ が低い場合（**図Ⅰ-1-1 のア**）には知的発達症と判断されるが，高い場合（**図Ⅰ-1-1 のイ**）には通常は異常とはされない．これが難しいところで，ここには社会にとって有利か不利かという価値としての基準（次項参照）が加わることになる．
　IQ のように計測が可能で結果がほぼ正規分布するものであれば，平均を正常とすることはそれほど議論にはならないが，それでも分布の偏りの境界部分では，正常と異常の線引きは難しい．気分や意欲などの精神症状に関して

は，より正常・異常の区別が難しいことは容易に想像できるであろう．これらを何とか計測すべくさまざまな評価尺度の開発が行われてきているが，残念ながら万全なものは今のところ存在しない．

B　価値としての基準

　価値としての基準には「こうあるべきである」という理想が前提となる．医療における究極の理想は，世界保健機関（World Health Organization：WHO）の健康の定義にあるかもしれない．ここでは「健康とは，病気でないとか，弱っていないということではなく，肉体的にも，精神的にも，そして社会的にも，すべてが満たされた状態」（日本WHO協会訳）と定義されている．これを理想とすると，正常のハードルがかなり高くなり，異常と判断されるケースの方が多くなってしまう．通常は，社会における常識に照らし合わせて判断されることになるが，所属する社会によっても異なり絶対的な基準とはなりえない．

　真冬なのに半袖のシャツを着て，大声を出しながら街中を歩いていれば，平均基準，価値基準の双方から逸脱していることに異論はないであろうが，日常の精神科臨床においては，判断に迷うことも少なくない．夫の受診に付き添ってきた妻が「最近怒りっぽくなってきた」という一方で，娘は「若い頃から変わらないです」というなど，評価が異なることがある．このように同じ行動をみていても，みる家族によって，あるいは医師によっても判断が異なる可能性が出てくる．精神医学とは，こうしたことが起こりやすい分野であることを理解しておきたい．

C　個人としての基準

　個人の普段の状態を基準とした時に，そこから低下した状態が一般的にみれば正常なものであったとしても，これを異常とする考え方である．たとえば，ある人が交通外傷によって脳損傷を受け，IQが130から100になった場合，100という数字だけみれば平均内で問題はないが，本人にとってみれば30の低下があるわけで，これをその個人にとっては異常ととらえる考え方である（**図I-1-1のウ**）．

　実際，双極症（p.116,「双極症」参照）では，客観的な気分の評価だけではなく，本人にとっての通常の気分の平均から上がっているか下がっているかも大事な情報となる．

2 精神医療の対象

　このように精神の正常，異常を区別することは難しく，どこまでを医療の対象とするのかも，医師によって異なる現状がある．それでも古くは統合失調症や双極症など精神科固有とされているものに関しては，内因性疾患として区別され，治療の対象となることは比較的明瞭であった．その分，精神科受診への敷居が高く，精神疾患に対する偏見が大きかった歴史がある．しかし近年はその境界が曖昧になってきている．統合失調症が軽症化に向かい，うつ病の概念が広がり，軽度のうつ状態にまで医療の対象が伸びてきている．気分の浮き沈みがあると双極症Ⅱ型ではないか，物忘れがあれば認知症ではないか，場の空気が読めなくてこだわりが強ければ発達障害ではないか，変わった人をみればパーソナリティ症ではないかなどと，精神科の病名が身近になってきている．また，企業におけるストレスチェック制度 も始まり，メンタル問題として社会的な関心も広がってきている．精神科受診の抵抗がなくなり，早めの対応ができるようになることはもちろん喜ぶべきことではあるが，社会の流れとともに多様性や異質性が許されず，どこかにカテゴライズされないと落ち着かず，曖昧さが許されない余裕のない世の中になっているようにも感じられる．

　精神科の外来は，まさに社会の動きを真っ先に感じ取れる場所かもしれない．精神医療の対象は時代とともに変わりうる．精神科が対象とするのは，本人自身がおかしいと感じるか，周囲の人々が何か変だと思うかのどちらかである．この常識的な判断というのは決して軽視できない．周囲の目は確かなことが多い．本人が困っているか，周囲が困って連れてくれば，さしあたりは精神科的な評価の対象になると考えてよい．ただし治療が必要か否かは別の話である．うつっぽいから抗うつ薬，眠れないから睡眠薬という機械的な対応は精神医療とはいえない．まずは精神面を適切に評価し，何が問題であるかを知ることが重要である．

ストレスチェック制度

ストレスに関する質問票に労働者が記入し，それを集計・分析することにより自身のストレス状態を調べる検査である．労働安全衛生法により労働者が50人以上いる事業所では，毎年1回この検査をすべての労働者に対して実施することが義務づけられている．

3 看護師としての心がけ

　看護師にとって大事なことは，患者の観察である．どの科に勤務していても，ちょっとした精神状態の変化に気づけるようになってほしい．精神科病棟に入院中の患者では，精神疾患の症状変化に留意することが求められる．一般病棟に入院している患者でこれまで精神的な問題がない場合であっても，術後にせん妄をきたしたり，身体状態の変化に反応して，うつ状態や不眠を認めることもある．患者と接する時間が最も多いのは看護師である．こ

うした些細な患者の変化を感じ取り，素早い対応につなげることができるよう精神科の基礎知識を身につけておきたい．

　なお，保健師助産師看護師法の第五条において，看護師とは「厚生労働大臣の免許を受けて，傷病者若しくはじよく婦に対する療養上の世話又は診療の補助を行うことを業とする者」と定義されている．診療の補助の確実な遂行とともに，患者の療養上の世話は看護師の主要な業務と位置づけられている．したがって，精神医療の対象となる患者がさまざまな精神症状によってどのような生活上の支障をきたし，生きづらさを感じているかについて情報収集・アセスメントし，患者の療養環境をより適正なものに整備していく看護が求められる．

2 精神疾患にみられる精神症状

精神医療の現場では，幻覚，妄想などの用語を耳にする．これらは患者の精神状態を表す精神症状の名称である．実際の臨床現場では，これらの用語でやりとりすることが通常であるため，その意味を理解しておく必要がある．以下に代表的な精神症状について説明する．

1 意識の異常

意識とは，自分自身や周囲の状況をはっきりとわかっていることをさす．意識に異常があると，自覚的には「何となくはっきりしない」，他覚的には「ぼんやりとしていて，まとまりがない」などと感じられる．

意識の異常，つまり意識障害を分類すると，大きく3つに分けられる．量的な変化（混濁），質的な変化（変容），広がりの変化（狭窄）である．臨床場面においては，これらは独立して存在するよりも，混在していることが多い．

意識障害がみられる時には，脳をはじめ，何らかの身体的問題が存在すると考えてよい．診察においては，注意力や理解力に問題はないか，見当識（時間，場所，人物）が保たれているかどうかなどを評価する．また，意識障害を判断するうえで有力な検査法として脳波がある．脳波で徐波の出現が顕著であれば，意識障害を疑い，身体状態の検索を行う流れになる．呼びかけに反応がないにもかかわらず，α波が十分にみられ，正常脳波と判断されれば意識障害は考えにくく，意志の異常に分類される昏迷の可能性が出てくる．

臨床上は，意識障害を，単純な意識障害と，複雑な意識障害に分けて考えるとわかりやすい．

> **メモ**
> 脳波とは，脳の電気活動を脳波計で記録したものである．基本となる成人脳波は安静閉眼時のα波（8〜13 Hz）である．それより周波数が遅いδ波（4 Hz未満），θ波（4〜8 Hz未満）を徐波といい，意識障害の存在を示唆する．

A 単純な意識障害：量的な異常

意識の明るさの障害を意識混濁という．これは，覚醒レベルが低下していて，思考や集中力，周囲に対する認識力が低下している状態である．意識が暗くなるにしたがい，傾眠（刺激がなければ眠ってしまう），昏睡（刺激しても覚醒しない）などと分類される．

表Ⅰ-2-1　ジャパン・コーマ・スケール（JCS）

Ⅰ．覚醒している	
1	清明とはいえない
2	見当識障害あり
3	名前，生年月日がいえない
Ⅱ．刺激すると覚醒する（覚醒後の意識内容は考慮しない）	
10	普通の呼びかけで容易に開眼する
20	大きな声または身体を揺さぶることにより開眼する
30	痛み刺激や呼びかけを繰り返すとかろうじて開眼する
Ⅲ．刺激しても覚醒しない	
100	払いのける動作をする
200	手足を少し動かしたり顔をしかめる（除脳硬直を含む）
300	まったく動かない

R（restlessness：不穏状態），I（incontinence：失禁），A（akinetic mutism：無動性無言，apallic state：自発性喪失）などを必要に応じて付記する場合もある（例：30-R, 30-I, 3-A）.

表Ⅰ-2-2　グラスゴー・コーマ・スケール（GCS）

E　開眼（eye opening）	
4	自発的に開眼する
3	呼びかけで開眼する
2	痛み刺激を与えると開眼する
1	開眼しない
V　言語反応（verbal response）	
5	見当識の保たれた会話
4	会話に混乱がある
3	混乱した発語のみ
2	理解不能の音声のみ
1	なし
M　運動反応（best motor response）	
6	命令に従う
5	合目的的な運動
4	逃避反応としての運動
3	異常な屈曲運動（除皮質硬直）
2	伸展反応（除脳硬直）
1	まったく動かない

　通常，身体科診療において意識障害という場合には，ほとんどが量的異常のことをさす．その背景には何らかの身体的要因が存在すると考えてよい．評価スケールとして，日常臨床でも汎用される3-3-9度方式のジャパン・コーマ・スケール（Japan coma scale：JCS）（**表Ⅰ-2-1**），グラスゴー・コーマ・スケール（Glasgow coma scale：GCS）（**表Ⅰ-2-2**）がある．

B 複雑な意識障害：質的な異常

質的な意識障害としては意識変容が中心となる．意識変容とは，軽度の意識混濁に多彩な精神症状が加わった意識障害である．その他，意識野の広さの障害として意識狭窄がある．意識変容の代表がせん妄，意識狭窄の代表がもうろう状態である．

1）せん妄

軽度〜中等度の意識混濁があり，そこにさまざまな感情の動きや興奮が加わり，幻覚など知覚の異常を伴う状態である．急性かつ一過性に出現し，夜間に症状が強くなるなど日内変動を認める特徴をもつ．高齢者や認知症患者など脳機能の低下があり，何らかの身体疾患や薬剤などを原因として起こることが多い．手術後の夜，突然興奮状態になり「家に帰る」と言い出すなどの夜間せん妄や，アルコール離脱（p.170 参照）に伴う振戦*せん妄などがある．

せん妄は病棟勤務をしていれば，必ずかかわることになる病態である．せん妄対策として，病室の環境調整，昼夜のメリハリをつける，見当識を保つ工夫などが有効であり，看護力も必要になる．

2）もうろう状態

意識混濁が軽度で意識野が狭窄し，周囲の状況全体を認識できない状態である．回復後にその時のことを十分に思い出すことができないケースが多い．頭部外傷，てんかん，心因性の解離状態，薬物中毒などで認められる．

＊振戦
意思とは無関係に，筋肉の収縮と弛緩が繰り返され生じる「震え」のこと．不随意運動の１つ．

コラム	不穏とは

「不穏」について説明することはできるであろうか？　よく間違えるのは「不穏」＝「せん妄」と考えてしまうことである．不穏とは「穏やかではない」状態すべてをさす．不穏の原因として最も多いのはせん妄であるが，そのすべてではない．せん妄以外の不穏の原因としては，身体疾患（内分泌疾患，膠原病など）によるもの，何らかの精神疾患（統合失調症，双極症，不安焦燥が強いうつ病）によるもの，患者自身のパーソナリティ素因や脳器質的脆弱性（加齢，脳血管障害後など）が挙がる．看護師としては，患者が不穏になった時，不穏時薬を確認するだけではなく，どのような状況で起こったのか，なぜそうなったのかを考える習慣をつけておきたい．

2 ｜ 知覚の異常

　知覚の異常には大きく分けて錯覚と幻覚がある．両者を合わせて**妄覚**と称するが，これらを区別できるようにしたい．

A　錯　覚

　錯覚とは，実際に存在している対象を，誤って別のものとして知覚することをいう．夜道を歩いている時に，木の枝が人の手にみえたりする**錯視**が多い．その中で，天井のしみが人の顔や動物にみえたりする体験のように，不明瞭な感覚からはっきりとした錯覚像がつくられる場合を**パレイドリア**（変像症）という．

　軽度の意識混濁がある時に認めることが多いが，強い不安や恐怖を感じている時，極度の疲労状態でぼんやりしている際にもみられる．健常者にも認められ，これだけですぐに病的であると判断することはできない．

B　幻　覚

　幻覚とは，実際には存在しない対象を，存在すると知覚することをいう．錯覚との違いは，知覚の対象があるかないかである．五感すべてに起こりうるので，**幻聴**，**幻視**，**幻嗅**，**幻触**，**幻味**と分けることができる．また，特殊なものとして体感幻覚がある．

　幻覚を考える時に大事なことは，意識障害の有無である．とくに幻視がある場合には，まずは意識障害の存在を疑うべきである．

1）幻　聴

　幻聴には，単純な無構造な物音（水が流れるような音，機械のような金属音）のように聞こえる**要素幻聴**と，明確な人の声による**言語性幻聴**（**幻声**）がある．前者では脳器質因（脳そのものの原因）が存在することが多い．後者では，悪口をいわれる，干渉される，命令されるなど被害的な内容が多く，統合失調症によくみられる．統合失調症では，複数の人の声が本人のことを三人称でうわさし合ったり，食事をしようとすると「食べるな」などと絶えず口出ししてくるタイプの幻聴が特徴的である．

2）幻　視

　幻視がある場合には，意識混濁をきたすような身体疾患が基盤にあることが多い．統合失調症でもみられないわけではないが，まずは身体因（身体的な要因）を考えることが優先される．

　脳炎や視覚野を含む後頭葉の腫瘍，レビー（Lewy）小体型認知症（子ども

の姿などありありとした幻視），てんかんなどの脳器質性疾患，肝不全などの代謝性疾患，一部の薬剤などが誘因となりうる．

臨床上，よくみられるものとして，アルコール離脱時にみられる振戦せん妄に特徴的な小動物幻視がある．連日多量飲酒している患者が入院して断酒すると，入院翌々日くらいに「小さな虫が床一面にぞろぞろ動き回っています」などと訴えることがある．

3）幻触

「皮膚がピリピリする」など皮膚の触覚に関する幻覚である．しばしば「電気をかけられる」などと統合失調症にみられる被害妄想が背景にあることが多い．「虫が皮膚の上を這う」などと皮膚寄生虫妄想に伴うものもある．後述する体感幻覚や妄想との区別がつきにくいことも少なくない．

4）幻嗅

「ガスのにおいがする」など嗅覚に関する幻覚である．統合失調症のほか，てんかんや脳腫瘍など脳器質性疾患で生じることがある．

5）幻味

「腐ったような味」など不快な訴えがあり，てんかんなど脳器質性疾患で起こりうる．また「食べ物が変な味がする」などと統合失調症の被毒妄想などに関連して出現することもある．

6）体感幻覚（セネストパチー）

実際には脳や内臓に異常がないにもかかわらず，「脳が溶けてグルグル動き回る」「胃が引っ張られて回されている」などと奇妙でグロテスクな訴えが多いのが特徴的である．統合失調症のほか，うつ病，脳器質性疾患などでもみられることがある．はじめから精神科に来ることは少なく，まずは内科などの身体科を受診することが多い．

3 | 思考の異常

思考の異常は，思考過程（思路*）の異常，思考内容の異常，思考体験の異常に分けて考える．

*思路
思考の進み方．

A 思考過程（思路）の異常

1）観念奔逸

考えが次々に浮かんできて止まらない状態であり，結果として話全体のまとまりがなくなってしまう．ただし，話と話のつながりは一応保たれるのが特徴であり，滅裂思考とは異なる．主に躁状態でみられる．

2）滅裂思考

考え（語，句，文）と考えの間の関連が欠けており，話全体の理解が困難となる状態である．観念奔逸と異なり，話と話のつながりがない．滅裂思考より軽く，まとまりはないが何とか話の内容がわかるものを**連合弛緩**という．逆に重い場合には，話の意味がまったくわからなくなり，単なる言葉の羅列にまでいたってしまうこともあり，これを**言葉のサラダ**という．主に統合失調症でみられる症状である．

言葉のサラダ

何の関連もなく発せられたバラバラの言葉を，サラダの中の種々の野菜の様子にたとえた表現である．

3）思考抑制（思考制止）

考える気力がなくなって，思考が先に進まない状態をいう．重い荷物を背負って足取りが鈍って進まない状態に似ている．思考の活力が落ちているが，通常は時間をかければ回答を得ることができる．主にうつ状態でみられる．

4）思考途絶

考えていることが突然ぶつ切れになる状態をいう．話していたかと思うと急に黙り込み，しばらく間をおいてから突然話し出す．急ブレーキの後，急発進というイメージである．統合失調症でよくみられる症状で，幻聴に聞き入っていたり，「しゃべるな」と命令形の幻聴により，考えが止められることが多い．

5）保続

同じ考えが繰り返し出てきて，話が滞り，先に進まない状態をいう．認知症，脳器質因がある場合に認めることが多い．

6）迂遠

説明したい内容は保持できているが，話がまわりくどくて要領がわるく，なかなか結論にいたらない状態をいう．認知症，てんかんを含む脳器質因が存在する場合に認めることが多い．

B　思考内容の異常（妄想）

思考の内容に事実と異なる誤りがあり，それを強く確信して，訂正できないことを妄想という．

妄想の発生過程による分類

妄想の発生過程により，**一次妄想**（真正妄想）と**二次妄想**（妄想様観念）に分けられる．一次妄想とは，以下に説明する3つの症状が相当し，心理学的にその発生理由を説明できないものをいう．主に統合失調症にみられる．二次妄想とは，その人の置かれた状況や感情から心理学的に妄想内容が理解できるものをいう．たとえばうつ病に伴う微小妄想は，抑うつ気分から発生したと理解することが可能である．

表Ⅰ-2-3 **被害妄想の種類**

- **関係妄想**：周囲で起きていることを自分に関係づける
- **注察妄想**：周囲から監視されていると確信する
- **迫害妄想**：自分が迫害されていると確信する
- **追跡妄想**：自分が追跡されていると確信する
- **被毒妄想**：食事に毒を入れられていると確信する
- **盗害妄想（もの盗られ妄想）**：自分の大事なものを盗られたと確信する．認知症［とくにアルツハイマー（Alzheimer）型認知症］でみられることが多い
- **嫉妬妄想**：恋人や配偶者が浮気していると確信する．長期大量飲酒者にもみられることがある
- **物理的被影響妄想**：電気をかけられる，電波で操られるなどと確信する

1）妄想気分

自分の周囲が何となく変化してきて，漠然としているが何か大変なことが起こりそうで不安に感じられる状態をいう．めまいや発汗などの自律神経系の身体症状を訴えることもある．統合失調症の初期にみられることが多い．

2）妄想知覚

実際に知覚された事実に特別な意味づけがなされ，強く確信されるものをいう．周囲からみればありえないことであっても，本人にとっては揺るぎない事実となる．たとえば電車内で正面に座っている女性が髪の毛を触ったのをみて，神の啓示を確信するなどである．知覚して，そこに異常な意味づけをするという二分節性の構造をもち，統合失調症の診断的意義が高いとされる．

3）妄想着想

何の前触れもなく，突然根拠のない誤った考えが浮かび，そのまま確信される体験をいう．いきなり「自分は天皇の末裔だ」「私は神の子だ」などと思いつく．知覚が関与せず，一分節性の妄想形成であり，統合失調症の診断意義としては，妄想知覚ほどではない．

妄想内容による分類

妄想の内容によって被害妄想，微小妄想，誇大妄想と大きく3つに分けて考えると整理しやすい．

1）被害妄想

臨床現場では最も多くみられる妄想であり，他人が自分に危害を加えると確信するものである．妄想内容によって**表Ⅰ-2-3**のように細分化される．統合失調症や妄想性障害でみられることが多いが，薬剤によるものや脳器質性疾患でも起こりうる．

2）微小妄想

自分自身を現実よりも過小評価する妄想である．うつ状態でみられること

が多い．貧困妄想（財産がなくなったと確信），罪業妄想（取り返しのつかない大変な罪を犯してしまったと確信），心気妄想（がんなど重病になってしまったと確信）が代表的であり，うつ病の3大妄想といわれることもある．

> **もう少しくわしく　コタール（Cotard）症候群**
>
> 心気妄想が極端になると，否定妄想（「内臓がなくなった」「自分は存在しない」），不死妄想（「自分は死ぬことすらできない」「この苦しみはずっと続く」）にまでいたることがあり，拒絶がみられたり，自殺企図に及ぶこともある．これをコタール症候群という．初老期の精神病性うつ病にみられることが多いが，妄想性障害などほかの精神疾患においてもみられることがある．拒食から低栄養状態になり，救急搬送されて発覚することもある．治療は難渋することが多く，電気けいれん療法が必要になることもある．

3）誇大妄想

微小妄想とは逆に，自分自身を現実より優れていると確信する妄想である．躁状態や統合失調症で多くみられる．発明妄想（世界的なすごい発明をしたと確信），血統妄想（自分は高貴な家柄であると確信），恋愛妄想（有名人など特定の人物が自分を愛していると確信）などがある．

C　思考体験の異常

通常の思考体験においては，考えていることを自覚し，自身でコントロールすることができる．思考を制御できなくなってしまった状態が，思考体験の異常である．

1）支配観念

ある考えが強い感情に結びついて意識内にとどまり，固着することをいう．たとえば，近親者を亡くした悲しい思いが頭から離れず，それ以外のことを考えられない状態をいう．

2）強迫観念

不合理な内容でばかばかしいと自覚しながらも，その考えから抜け出せなくなる状態をいう．その考えを止めようとすればするほど止められなくなるのが特徴的である．こうした観念に付随して認められる行為を強迫行為という．何回も手洗いをしたり，家の鍵をかけたか何回も戻って確認するなどの行為が相当する．

3）恐怖症

恐れる理由がないとわかっているにもかかわらず，強い不安や恐怖が誘発

される状態である．閉所恐怖，尖端恐怖，高所恐怖など特定の対象に対する恐怖のほか，治療を要するレベルの**広場恐怖**，**社会恐怖（社交恐怖）**などがある．広場恐怖とは開放空間とは限らず，満員電車など逃げられない閉鎖空間や，群衆の中などすぐには助けを求めることができない場所までも含む．

4）作為思考（させられ思考）

自分の考えであるのに，他者によって考えさせられる，操られると感じるものをいう．自我障害（p.21 参照）にも分類され，統合失調症でみられることが多い．自分が考えた瞬間に他人に伝わる**考想伝播**，自分の考えが他人に見抜かれてしまう**考想察知**，自分の考えを抜き取られる**考想奪取**，他人の考えが頭に押し入ってくる**考想吹入**，自分の考えが他人に干渉され操られる**思考干渉**などがある．

4 ｜ 感情の異常

1）不安

不安とは，対象のない恐れをさし，特定の対象がある恐れを恐怖という．不安にはしばしば動悸，発汗など自律神経系の身体症状を伴う．不安は不安障害などのいわゆる神経症のほか，うつ病，統合失調症，薬物離脱時などさまざまな状況で生じうる．

2）抑うつ気分

気分が沈む，憂うつ，もの悲しい，すべてが面白くないなどの状態をさす．抑うつ状態の代表的症状であり，うつ病の中核症状の１つである．

3）爽快気分

抑うつ気分とは逆に，気分が晴れ晴れとして高揚感があり，自信がみなぎる状態である．躁状態でよくみられる．多弁・多動となり興奮性が高まると，社会的トラブルに発展することもある．「爽快」とはいっても，本人にも周囲にとっても決して爽やかな症状ではない．

4）感情鈍麻

通常であれば何らかの感情反応を引き起こすような刺激があるにもかかわらず，喜怒哀楽の感情がわいてこない状態をいう．感情の平板化ともいう．周囲に対する配慮に欠け，無関心な態度にみえる．他者との交流をもつこともできなくなる．統合失調症にみられることが多い．

5）情動失禁

些細な刺激に対して情動コントロールがつかない状態をいう．高齢者が涙もろくなって，テレビドラマの感動シーンに弱くなるなどもこれに相当する．脳血管障害など脳機能の低下が基盤になることが多い．

6）両価性（アンビヴァレンス）

同一の対象に対して正反対の感情を生じることをいう．たとえば同一人物に，愛情と憎しみが同時に起こるなどである．相反する感情が交互に出るのではなく，厳密には同時に存在する場合のみをさす．統合失調症によくみられる．

5 意志・欲動・行動の異常

1）精神運動興奮

意志発動が著しく亢進し，自身ではコントロールできない状態である．躁病，カタトニア状態でみられることが多いが，てんかんのもうろう状態やせん妄など意識障害に伴うこともある．また，知的発達症がある場合には些細な刺激で興奮状態に陥ることがある．

2）精神運動抑制・制止

意志発動が著しく減退し，何をするのも億劫で，動きが少なくなる状態である．抑うつ状態でみられる．

3）途絶

思考途絶で述べたことと病態は同じである．思考だけではなく，行っている行為が突然中断されることをいう．統合失調症に特徴的な症状である．

4）昏迷

意識が清明にもかかわらず，自発的動きがなく，問いかけに応答がない状態である．入力系に異常はないが，出力系（意志発動）がうまく働いていない状態といえる．うつ病，緊張病，心因性などのほか，身体疾患に伴うケースもある．

5）緊張病症候群

緊張病症候群はカタトニアとも呼ばれ，昏迷，拒絶症，常同症などを特徴とし，運動減少や運動過多など運動制御機能に支障をきたす症候群である．以前，緊張病症候群といえば，統合失調症の一亜型と診断されていたが，実際には双極症やうつ病などの精神疾患のほか，さまざまな身体疾患に起因するものも少なくない．原因不明の意識障害の触れ込みで救急搬送され，評価の結果，緊張病症候群の診断がつくケースもある．

DSM-5-TR（p.26，「精神疾患の診断」参照）では，さまざまな病態でみられることが診断基準に反映されており，基盤にある疾患にかかわらず，同一の基準（表I-2-4）で診断するかたちになっている．治療の基本は，ベンゾジアゼピン系薬剤であり，効果が不十分の場合には電気けいれん療法も選択されることがある．

表 I-2-4　カタトニアの診断基準（DSM-5-TR）

臨床像は以下の症状のうち3つ（またはそれ以上）が優勢である.
(1)　昏迷（すなわち，精神運動性の活動がない，周囲と活動的なつながりがない）
(2)　カタレプシー（すなわち，受動的にとらされた姿勢を重力に抗したまま保持する）
(3)　蠟屈症（すなわち，検査者が姿勢をとらせようとすると，ごく軽度で一様な抵抗がある）
(4)　無言症〔すなわち，言語反応がない，またはごくわずかしかない（既知の失語症があれば除外）〕
(5)　拒絶症（すなわち，指示や外的刺激に対して反対する，または反応がない）
(6)　姿勢保持（すなわち，重力に抗して姿勢を自発的・能動的に維持する）
(7)　わざとらしさ（すなわち，普通の所作を奇妙，迂遠に演じる）
(8)　常同症（すなわち，反復的で異常に頻繁に起こる，目標指向のない運動）
(9)　外的刺激の影響によらない興奮
(10)　しかめ面
(11)　反響言語（すなわち，他人の言葉を真似する）
(12)　反響動作（すなわち，他人の動作を真似する）

［日本精神神経学会日本語版用語監修，髙橋三郎，大野　裕監訳：DSM-5-TR™精神疾患の診断・統計マニュアル，p.131，医学書院，2023 より許諾を得て転載］

6 ｜ 自我の異常

　自分が自分であることを認識することができない状態を自我障害という．通常の状態においては，自分自身が自我を感じることはないが，病的な精神状態に陥ると自我の異常が意識されてくることがある．統合失調症において重要な意味をもつ症状である．統合失調症により「自分という殻」がスカスカになると，自身から何かが漏れ出したり，逆に何かが侵入しやすくなる状態となり，文字通り自分自身を統合することが危うくなってくる．ヤスパース（Jaspers K）は，自我障害を以下のように4つに分けて考えたが，実際には混在しており，きれいに分けられるわけではない．

1）能動性の意識・自己所属性の障害

　自分が自分として活動しているという実行意識が失われる状態である．自身が存在するという意識が薄くなると離人症状*が生じる.

2）単一性の意識の障害

　自分が1つであると感じられない状態．自分の中にもう一人の自分がいると感じることを二重自我という．

3）同一性の意識の障害

　時間の経過の中で同一の自分が連続しているという意識が失われた状態である．

4）境界性の障害

　自分と他者，自分と外界の区別がつかなくなる．外界や他者との境界が曖昧になると，作為思考（p.19 参照）などを認める．

＊離人症状
「自分が自分でなくなった」「現実感がない」など．

7 記憶の異常

　記憶は，体験を覚え込み（記銘），これを維持し（保持），意識上に呼び起こし（追想），それが記銘と同一であることを確認する（再認）という4つの要素で構成されている．

　また，記憶の持続時間により，即時記憶（数秒～1分），近時記憶（数分～数時間～数日），遠隔記憶（数週～数十年）と分けることができる．

　記憶には，海馬や乳頭体を中心とした大脳辺縁系が関与しているとされており，この部位に障害が生じると，記憶に異常がみられる．

1）記銘力障害

　新しいことを覚える能力が障害された状態をいう．保持や追想は保たれており，「昔のことは思い出せるが，新しいことを覚えられなくなった」というのが典型的である．認知症［とくにアルツハイマー（Alzheimer）型］でよくみられる．

2）健忘

　ある一定期間，ある事実を追想できないことをいう．全部忘れてしまう全健忘と，一部失われる部分健忘がある．頭部外傷で意識障害をきたした後など，その障害が発生した時点より以前にまでさかのぼって忘れることを逆向健忘といい，睡眠薬の内服後など，ある時点から後のことを追想できない状態を前向健忘という．

　また，全生活史健忘とは，個人的体験にかかわる記憶が失われた状態で，自分が誰であるか，家族や仕事のことなどこれまでの生活史を思い出すことができない状態である．しかし，日常生活に必要な記憶（家電の使い方など）は保たれている．基盤に，何らかの心因があることが多い．

もう少しくわしく　コルサコフ（Korsakoff）症候群

　意識が清明な状態において，記銘障害，見当識障害（いま現在の時間・場所などがわからない障害），作話（欠損した記憶を埋めようとする）を認める症候群である．アルコール依存症や極度の摂食症などで，ビタミンB_1の持続的欠乏があると，意識障害，眼球運動障害，失調性歩行を主徴とするウェルニッケ（Wernicke）脳症となることがある．この段階で十分なビタミン補充がなされずに経過すると，コルサコフ症候群にいたりうる．こうなってしまうと十分な症状改善は期待できない．アルコール多飲歴がある患者が入院した場合には，はじめから十分なビタミンB製剤の投与が必要となる．

8 知能の異常

1）知的発達症（知的能力障害）

　先天的あるいは出生後早期の段階で，何らかの器質的原因によって知能の発達が障害され，知能が低いままの状態にとどまるものである．知能程度の指標としては，知能検査により算出される知能指数（intelligence quotient：IQ）が用いられる．ICD-10（p.26，「精神疾患の診断」参照）においては，IQにより，最重度（IQ 20未満：精神年齢は3歳以下），重度（IQ 20～34以下：精神年齢は3～6歳程度），中等度（IQ 35～49：小学校低学年程度），軽度（IQ 50～69：小学校卒業程度）に分類されている．

　知的障害があると，些細なことで感情的な反応を示すことがある．看護する際には，わかりやすい言葉で，落ち着いた対応を心がけたい．

2）認知症

　いったん正常発達して獲得した知能が，後天的な脳の器質的な問題により，持続的に低下した状態をいう．簡単な認知症スクリーニングとして，改訂長谷川式簡易知能評価スケール（Hasegawa dementia rating scale-revised：HDS-R）やmini-mental state examination（MMSE）がある（p.53，「精神疾患の検査」参照）．

　高齢化社会により，おのずと入院患者も高齢者が多くなり，認知症を有するケースも増えてきている．認知症があるだけでせん妄のリスクは高まる．また，睡眠薬や抗不安薬の投与により一時的に認知機能低下をきたし，認知症と間違われることもある．看護師としては入院患者の認知機能レベルには常に留意しておきたい．

第Ⅱ章 精神疾患の診断・治療

1 | 精神疾患の診断

1 | 精神疾患の診断とは

　精神疾患の診断は，身体疾患とは少し事情が異なる．身体疾患の場合には，何らかの病理的原因があることがほとんどであり，それに基づいて現れる症状や各種検査により診断していくのが通常である．一方，精神疾患の場合には，身体因（身体的な要因）が明らかな器質性・症状性精神障害を除けば，病理所見などの客観的な判断材料があるわけではないため，診断のあり方が非常にわかりにくい状況にある．多くの研究者が生物学的アプローチを進めているが，いまだ原因解明にはいたっていない．精神科における診断体系は，現時点で得られている知見をもとに，どのように分類すればうまくいくかという恣意的な要素を含んでおり，いまだ試行錯誤の段階といえる．

　精神疾患の診断に関して歴史的にみると，ひと昔前までは病因論（伝統的診断）による診断が主流であった．後ほど解説するが，病因から外因（身体因），内因，心因の3つに分ける考え方である．しかしこの判断方法は，内因と心因の境界が曖昧であるなど，診断者により，診断が分かれることが少なくなかった．

　そこで，病因論はいったん保留とし，具体的な基準に従って診断を行えば一定の結論に達しうる客観的で操作的な診断基準をつくるべきではないかという流れが出てきた．その経緯の中で生まれてきたのが米国精神医学会による診断基準である diagnostic and statistical manual for mental disorders（DSM）である．改訂が重ねられ，DSM-Ⅲ（1980）からこうした観点に基づく操作的診断基準の考え方が採用され，現在は DSM-5（2013）から DSM-5-TR（2022）にバージョンアップされている．なお世界保健機関（WHO）による国際疾病分類である international classification of disease（ICD）においても，この考え方が導入され，ICD-10（1992）は，操作的診断基準の意味合いを含んだ内容となっている．

　このように精神科における診断方法は，大きく分けると，古くから使われてきた**伝統的**（あるいは**従来**）**診断**と，近年の主流である**操作的診断**の2つがある．国際的には後者が使用されており，最近の教科書では操作的診断に準拠したものが多くなっている．特定の学派や病因論を超えた共通言語がで

DSM-5-TR

2023年に刊行された日本語版では，疾患名の訳語が大幅にリニューアルされ，多くの疾患が「○○障害」→「○○症」へと名称変更されている．本書では DSM-5-TR の訳語を採用し，必要時に旧版のものも併記している．

きたことにより，国際比較など研究面での功績は大きい．とはいえ伝統的診断が無用となったわけではなく，臨床現場では有用な考え方であり，まだ現役である．両者に優劣はない．

　現場でしばしば問題になるのは，精神科医の中で，自身が使っていない診断方法を否定するケースがみられることである．「客観性がない伝統的診断は時代遅れである」「操作基準でマニュアル化された精神医学は精神科ではない」など，診断を巡っては持論のある医師が多い．精神科病棟で勤務することになった場合，一緒に働く精神科医が，伝統的診断と操作的診断のうち，どちらの診断方法を使っているかを理解しておくとよい．糖尿病の診断が，内科医によって異なることは考えにくいが，精神疾患の診断に関しては，どの診断方法を使うかで，診断名が若干違ってくることがある．大学病院など教育機能をもつ施設の中には，伝統的診断，DSM，ICDの3つの診断名をつけるよう指導しているところもある．このあたりが精神科のわかりにくいところ，難しいところであるが，逆におもしろいところといえるかもしれない．

　次に，両者の診断方法について，少し詳しく述べてみたい．

2　精神科の診断方法

A　伝統的診断（従来診断）
——古典的分類（質的診断：病因から考える方法）

　伝統的診断は従来診断ともいわれ，ヤスパース(Jaspers K)やシュナイダー(Schneider K)に代表されるドイツ精神医学の流れを汲んだ古くから存在する診断方法である．疾患の発生原因がどこにあるかという病因論に基づき，診断カテゴリーを，**外因（身体因）**，**内因**，**心因**の3つに分ける．そして診断を進めるにあたっては，身体にとって重要度の高い外因（身体因）の可能性を検討し，次に内因，最後に心因を考えるとされていた（**図Ⅱ-1-1**）．

　外因とは，身体因と同じと考えてよい．外因はさらに，脳そのものに問題がある場合（**器質性精神障害**），脳以外の臓器に問題がある場合（**症状性精神障害**），そして薬物が原因となる場合（**中毒性精神障害**）の3つに分けられる．

　外因を除外できたら，次は内因について検討する．内因とは，聞きなれない用語かもしれないが，遺伝や体質の要因が推測されているものの，現時点では明らかな原因確定にまでいたっていないことを意味する．内因性疾患には，統合失調症，（内因性）うつ病，双極症など，精神科における中心疾患が含まれる．これらについては多くの精神科医が生物学的アプローチの対象とし，原因をつかまえるべくさまざまな研究が行われている．いずれ原因が解

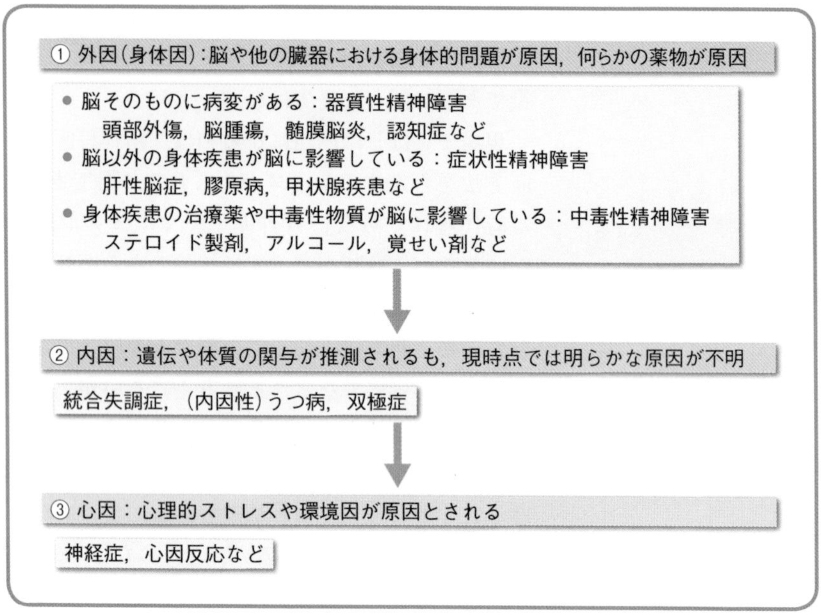

① 外因（身体因）：脳や他の臓器における身体的問題が原因，何らかの薬物が原因

- 脳そのものに病変がある：器質性精神障害
  　頭部外傷，脳腫瘍，髄膜脳炎，認知症など
- 脳以外の身体疾患が脳に影響している：症状性精神障害
  　肝性脳症，膠原病，甲状腺疾患など
- 身体疾患の治療薬や中毒性物質が脳に影響している：中毒性精神障害
  　ステロイド製剤，アルコール，覚せい剤など

② 内因：遺伝や体質の関与が推測されるも，現時点では明らかな原因が不明

統合失調症，（内因性）うつ病，双極症

③ 心因：心理的ストレスや環境因が原因とされる

神経症，心因反応など

図Ⅱ-1-1　伝統的診断の考え方

明されると内因から外因，つまり器質性精神障害に分類される日が来るかもしれない．

　そして診断過程において最後に検討するのが心因である．自身を取り巻く環境に対して不安や葛藤などがあり，それにより精神症状を認めるものが心因性疾患とされる．いわゆる神経症（慢性）や心因反応（急性）が相当する．心因を考える時に，1つ大事なことがある．患者が「仕事のことを考えると手が痺れてしまって……」と訴えた場合に，心因性と判断して「これはストレスですね」といいたくなってしまう．その可能性は否定できないが，何らかの外因（身体因）が隠れているかもしれない．ストレスで症状が出ているという流れを，ストーリーとして納得してしまうと，もはや身体因を考えることができなくなる．身体因や内因の可能性から検討し，最後に心因を考える意味はここにある．

　伝統的診断は病因論に基づいており，身体疾患の診断と同様であり，理解しやすい考え方である．しかしここにいくつかの問題が生ずる．

　たとえばうつ病を例にとってみよう．職場の人間関係に悩み，抑うつ気分や活力の低下などうつ状態を認めた場合，これを内因性とするか心因性とするかは難しい判断となる．精神医学においては，内因性は，職場のストレスが原因ではなくて誘因となって発病したととらえる．一方，心因性の場合には，ストレスが原因と考える．この原因と誘因の区別には明確な定義はなく，診断者によってばらつくことは想像できるであろう．つまり内因と心因の区

表Ⅱ-1-1　ICD-10 による精神疾患の分類

F0　症状性を含む器質性精神障害
F1　精神作用物質使用による精神および行動の障害
F2　統合失調症，統合失調症型障害および妄想性障害
F3　気分（感情）障害
F4　神経症性障害，ストレス関連障害および身体表現性障害
F5　生理的障害および身体的要因に関連した行動症候群
F6　成人の人格および行動の障害
F7　精神遅滞
F8　心理的発達の障害
F9　小児期および青年期に通常発症する行動および情緒の障害

［融　道男，中根允文，小見山実ほか監訳：ICD-10　精神および行動の障害―臨床記述と診断ガイドライン，新訂版，医学書院，2005 より作成］

別は主観的判断に委ねられている部分が大きいことになる．

　また，心因や内因と思われていた中に器質的問題の存在が指摘されるようにもなってきている．たとえばパニック症である．もともとは心因性と考えられていたが，扁桃体の病的過活動など神経機能の障害が関与していることがわかってきた．これまでは心因性であるから薬物療法ではなく心理療法がメインとされてきたが，器質因の存在がみえてきたことにより，薬物療法を適切に行うことで症状コントロールがつきやすくなっている．

B　操作的診断
――新しい分類（量的診断が主：症状の数え上げによる方法）

　操作的診断とは，病因の議論に重きを置かず，診断に必要とされる症状とその数，症状の持続期間などを定めることにより，他の疾患との区別を明確化しようとしたものである．これにより国を問わず，診断の一致率は高まり，研究の発展にもつながった．その一方で，診療の質の問題が出てきた．たとえば，症状の数え上げによる操作的診断で「うつ病」と診断される中には，さまざまな原因や誘因が含まれる．そこを追究する議論が抜け落ちてしまうと質のよい診療はできなくなってしまう．診断基準の良し悪しは使い方次第といえる．

　操作的診断基準としては DSM-5-TR がある．ICD-10 も，DSM-5-TR と完全に一致しているわけではないが，いずれも操作的診断に準じた内容となっている．ICD-10（**表Ⅱ-1-1**）と DSM-5-TR（**表Ⅱ-1-2**）による精神疾患の分類を大項目のみ表に示した．詳細はそれぞれの解説本を参照されたい．両者は使用される場面に特徴があり，精神科における研究や治験*，論文作成，日常診療においては DSM が使用されることが多い．一方，ICD は，公式疾病統

＊治験
新薬や新しい治療方法についての効果や安全性を評価・確認し，国の承認を得る目的で行われる臨床試験のこと．

表Ⅱ-1-2　DSM-5-TR による精神疾患の分類

1	神経発達症群
2	統合失調スペクトラム症及び他の精神症群
3	双極症及び関連症群
4	抑うつ症群
5	不安症群
6	強迫症及び関連症群
7	心的外傷及びストレス因関連症群
8	解離症群
9	身体症状症及び関連症群
10	食行動症及び摂食症
11	排泄症群
12	睡眠・覚醒障害群
13	性機能不全群
14	性別違和
15	秩序破壊的・衝動制御・素行症群
16	物質関連症及び嗜癖症群
17	神経認知障害群
18	パーソナリティ症群
19	パラフィリア症群
20	他の精神疾患群と追加コード
21	医薬品誘発性運動症群及び他の医薬品有害作用
22	臨床的関与の対象となることのある他の状態

［日本精神神経学会日本語版用語監修，髙橋三郎，大野　裕監訳：DSM-5-TR™精神疾患の診断・統計マニュアル，p.31，医学書院，2023 より抜粋］

計，自立支援医療や精神保健福祉法関連などの公的書類で用いられている．

3 診断の進め方

　前項で述べたように，精神科においては操作的診断が主となりつつも，伝統的診断も併存しているのが現状である．では，実際の臨床現場ではどのように診断を進めているのであろうか．ICD や DSM を片手にもちながら診察しているわけではない．これらはあくまで診断ツールとして存在する．それらを使う前段階として，精神状態の評価が必要となる．ここに関しては，いずれの診断方法にも共通する部分である．以下に具体的な診かたについて述べる．うつ病を例にとり，診断の進め方を**図Ⅱ-1-2** に示した．

A 診察をはじめる前に――問診票と見た目で当たりをつける

　精神科外来で新規の患者をみる場合，まず最初に目にするのは患者の問診

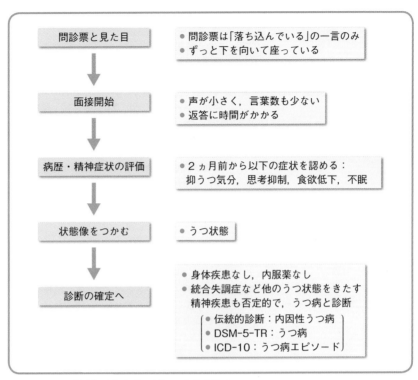

図Ⅱ-1-2　診断の進め方（うつ病を例に）

＊診療情報提供書
医師が他の医療機関へ患者を紹介する際に発行する書類，いわゆる紹介状のこと.

票である．紹介患者の場合には診療情報提供書＊が先の場合もあるが，患者が書いたものは重要な情報源となる．入院の場合には，来棟時に患者に記載してもらうさまざまな書類が相当する．この記載内容や書き方から，ある程度の精神状態や患者状況を推測することができる（**表Ⅱ-1-3**）.

次に大事なのが，見た目である．話を聞く前に，外来受付や待合室での様子を観察することはきわめて重要である．これである程度の精神状態をつかむことが可能となる（**表Ⅱ-1-4**）.

もう１つ大事なことは「待てるか待てないか」の判断である．待合室で立ったり座ったりと落ち着かない状態，興奮状態に陥っている場合には，早急な対処が必要である．外来看護師としてそのような患者に気づいた時には，すぐに医師に連絡すべきケースである．精神科というとのんびりしたイメージをもつかもしれないが，早急な対応を求められる場面もあることを知っておきたい.

ここまで述べたように，患者と会う前に，ある程度の当たりをつけておくことが，その後の診察の流れをよくすることにつながる．そしていよいよ患者との対面である.

表Ⅱ-1-3　問診票など記載内容から推測する

- 使用している言葉や漢字の使い方　→　知的レベルを推測
    - 理解力を推測できる
- 筆圧，文字の大きさ，文字量　→　エネルギーレベルを推測
    - 薄い字で文字量も少ない：うつ状態の可能性
      枠からはみ出るくらい濃い大きな字：躁状態の可能性
- 文字の配置　→　パーソナリティ傾向を推測
    - 一定規で測ったような文字が整然と並んでいる：几帳面，強迫傾向
- 本人が記載せずに同伴者が代筆している場合
    - 本人が書く気力がない，認知機能が落ちていて書けない，
      受診を嫌がり，家族に連れてこられた場合　など

表Ⅱ-1-4　見た目から精神状態を推測する

- ずっとうつむいていて動かない：抑うつ状態
- 周囲を気にせず，大声でしゃべっている：躁状態
- しきりに汗を拭くなど落ち着かない：不安状態
- 突然後ろを振り向く，ぶつぶつ独り言がある：幻覚妄想状態

B　診察に入る——患者と対面する

1）面接を開始する

　診察室に迎え入れる時には，患者の服装や表情はもちろんのこと，歩き方にも留意する．たとえば，前かがみで小刻み歩行がみられればパーキンソン(Parkinson)病やそれと類似の症状を呈するパーキンソン症候群(脳血管性，薬剤性など）が疑われ，足を左右に広げてすり足歩行を認める場合には正常圧水頭症が疑われる．

2）病歴をまとめる

　椅子に座ったところで病歴聴取に移る．精神科では内科のように検査により確定診断できるわけではないので，病歴がすべてといっても過言ではない．聴取のポイントについて述べてみたい．精神科診療においてはとくに既往歴，家族歴，生活歴が重要である．

①主訴

　主訴とは，受診することになった理由である．本来は，患者本人の言葉で表すものであるが，精神科では幻覚妄想状態や認知機能低下などで受診する場合があり，本人が語ることができず，同伴者から聞かざるをえないこともある．その場合でも，激しい興奮状態にいたっている場合などを除き，まずは本人から話を聴くことが優先される．あくまで主役は本人である．そのうえで，同伴者からの情報を加え，状況理解に努める．

②現病歴

　主訴からの流れで聞く病歴の中心部分である．今回がはじめてのエピソードなのか，以前にもみられたのかを確認する．あれば初発時の年齢，当時の症状を聞き，できるだけその時の治療内容まで把握する．うつ病，双極症についてはいったんよくなっても症状を繰り返すことがあり，以前効果のあった治療薬が再び効く可能性がある．

　発病年齢も大事な情報である．たとえば統合失調症は主に若年者に発病する疾患である．幻覚妄想状態が50歳代以降で初発の場合には，統合失調症よりも認知症を含めた何らかの脳器質の問題が起きているのではないかと考えるのが通常である．

　また，本人の話と同伴者の話にずれが生じることもあるので，できる限り双方の話を聞いたうえで，病歴を整えていくことが必要となる．

③既往歴

　精神疾患の既往については，過去の診断名だけではなく，症状や経過まで聞いておく．

　身体疾患の既往を確認することも忘れてはならない．一部の精神症状が身体疾患に起因することもある．脳梗塞や脳腫瘍によるうつ状態や幻覚妄想状態，あるいは全身性エリテマトーデスなどの全身性疾患に伴う精神症状もある．また，向精神薬の一部には，糖尿病があると投与禁忌であったり，腎機能が低下していると投与量を調節しなければならない薬剤もある．

　また，現在使用されている薬剤の確認も必要である．ステロイド製剤やインターフェロンなどにより精神症状をきたすことがある．せん妄をきたしている場合には，ベンゾジアゼピン受容体作動性の睡眠薬が影響していることもある．

④家族歴

　遺伝負因（遺伝的な負の原因）の確認をする．統合失調症や双極症は遺伝性疾患ではないものの，診断や治療薬選択の助けになることがある．また近親者の自殺の有無も確認したい．

　患者の同居者情報も重要である．家族との関係性が症状に影響することがある．また，本人の生活支援状況を知ることも大事である．頼れる家族がいない場合などは，今後の治療のサポート体制なども早めに検討する必要が出てくる．

⑤生活歴

　児童・思春期の患者においてはとくに重要であるが，発達と健康状態，出生時から思春期までの学校生活や人間関係を確認する．社会人では，仕事が問題なくできているか，職場の人間関係についても聞いておきたい．その中で，精神症状が出現したり増悪したきっかけとなったできごとがないかどうかも大事なポイントとなる．

　アルコール飲酒歴も重要である．連日の多量飲酒がある場合，入院して急に断酒するとアルコール離脱症候群を認め，振戦せん妄を起こし大不穏となるリスクがある．薬剤による早めの離脱対策をすることで予防も可能となる．

　女性に関しては月経歴も聞いておきたい．月経前症候群など精神症状の揺れと月経周期に関連を認めることもある．

3）精神症状を評価し，状態像をつかむ．そして診断へと進める

　聴取した病歴を核とし，患者の外観，表情，態度，言語表出などの観察を加えつつ，改めて精神症状を評価していく．評価の項目としては，知覚（幻覚など），思考（妄想など），感情（抑うつ気分など），意欲などがメインとなるが，診察の流れの中で，意識状態，知能レベルなども把握していく．最近は認知症が増え，記憶の評価として外来で改訂長谷川式簡易知能評価スケール（HDS-R）などの認知症スクリーニングを行うことも多くなっている．

　この段階で操作的診断基準を使うケースもあるが，精神症状の総体としての状態像（うつ状態，幻覚妄想状態など）をつかみ，そこから身体因などを除外しつつ診断を絞り込んでいくのが一般的な精神科医の考え方である．

C　精神科診断の絞り込み

　ここまで得た情報をもとに，診断の絞り込みに入る．まずは何といっても，身体状態の評価が優先される．これが考えにくいとなれば，いわゆる内因性に分類されてきた統合失調症，うつ病，双極症の可能性を検討する．最後にそれ以外を考えていくという流れである．また，近年議論されることが多くなってきたいわゆる発達障害（とくに自閉スペクトラム症）やパーソナリティ特性についても，患者の理解においては考慮すべき要素である（**図Ⅱ-1-3**）．

1）身体因（身体疾患，薬物）の検討

　直接生命にかかわる疾患が隠れていることもあり，最初に検討されるべきである．身体的な原因がわかり，内科や外科の治療を行えば，精神症状の改善にもつながりうる．

　突然幻覚を呈すれば，何らかの脳器質性疾患を考えねばならないし，初発のうつ状態であれば，甲状腺機能異常をチェックしなければならない．内服薬の確認も必要であり，インターフェロンやβ遮断薬などうつ状態を引き起こす薬剤もある．

　看護師としても，外来に入院患者が来た場合には，病棟でどのような内服薬を服用しているか，実際にはどのように内服していたのかなどを確認する習慣をつけておきたい．

2）総合失調症，うつ病，双極症の可能性を検討

　これらはいずれも精神科における中心疾患であり，比較的早期に対応が必要なものである．いわゆる内因性疾患といわれてきたものに相当するが，内

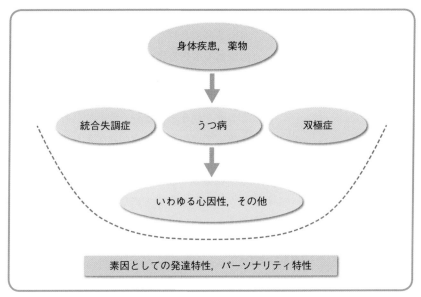

図Ⅱ-1-3　精神科診断の絞り込み

因性かどうかの議論は横に置き，身体因を除外した後に，これら3つの疾患の可能性について検討する．

　統合失調症というと「幻覚・妄想で興奮している」「話が通じない」という印象をもつかもしれないが，こうした症状はすべての患者にみられるわけではなく，みられる期間も一時的であることの方が多い．実際に患者をみてもらえばわかるが，急性期以外の時期は静かに過ごしていることが多い．ただ，発病前後は，全身の倦怠感（けんたい）を認めたり，不安や緊張感が目立つことがある．うつ病や不安症と診断されてしまい，後々になって統合失調症と診断されるケースもある．

　うつ病については近年その概念が拡散傾向にある．過去にはうつ病といえば，伝統的診断でいう内因性うつ病（DSM-5-TR ではメランコリアの特徴を伴ううつ病にほぼ相当）をさしていた．十分な休養と抗うつ薬治療で多くはよくなるタイプである．しかし近年は，操作的診断の普及（使い方が間違っているだけという批判もある）もあり，さまざまな葛藤や，パーソナリティ特性を基盤としたうつ状態までも広く含めてうつ病と称されることもある．これらのタイプは，比較的軽症にみえても薬物療法などの治療になかなか反応せず，慢性化してしまう傾向がある．うつ病と診断がついていても，均一な病態ではなく，異種性を含んでいることを理解しておきたい．

　双極症（躁うつ病）（そう）は，生物学的な素因が大きく，うつ病よりむしろ統合失調症に近いところにあるともいえる．典型例では，明確な躁状態とうつ状態の両方を有する．はっきりした躁状態を呈する双極症Ⅰ型（DSM-5-TR）

のほか，軽躁状態にとどまる**双極症Ⅱ型**（DSM-5-TR）がある．また近年は，診断基準に及ばない軽躁を呈するケースや，もともと気分が変動しやすい素因があるものも含めて，**双極スペクトラム**ととらえる考え方も広がってきている．この概念の有用性は治療対応にある．うつ病では抗うつ薬，双極症を含む双極スペクトラムでは気分安定薬が主剤となる．双極症のうつ病相に抗うつ薬を使うと，躁転（躁状態に転じる）するリスクが出てくる．うつ病だと思っていても，治療の結果として躁転を認め，双極症と診断を見直されることも珍しくない．以前は，うつ病と双極症は感情障害という同一のカテゴリーに分類されていたが，近年改訂されたDSM-5-TRにおいては，それぞれが独立し，別立てになっている．その背景には，両者が生物学的に別のものであるという研究結果が出てきたことなどがある．

　精神科医にとって，最も対処するのが難しいのが躁状態である．うつ状態の患者をみる際には，治療過程の中で，躁の要素が出てこないかどうかを常に意識しておくことが必要になる．うつ病患者の看護においては，気分の高揚やイライラなど躁状態の徴候が出てこないか十分な留意が必要になる．

3）その他の疾患を検討（いわゆる心因性疾患とそれ以外）

　ここに入るのは，伝統的診断で心因性疾患といわれてきた神経症や心因反応などである．その他，摂食症や睡眠障害など他の精神疾患も含まれる．

　神経症とは，身体的問題がなく，心理・環境因や心理的葛藤が基盤にあり，何らかの誘因により不安をはじめとしたさまざまな精神症状をきたす病態をいう．神経症という用語は，病因論を廃したDSM-Ⅲ以降は使用されなくなったが，臨床現場においては，神経症に分類されるものという意味で，神経症圏などという言い方が現在でも残っている．慢性の経過をたどることが多く，緊急を要する病態ではないが，決して軽症というわけではなく，薬物療法を下支えとしながらも，継続した精神療法的かかわりが必要となる病態である．DSM-5-TRでいえば，不安症群，身体症状症および関連症群などに相当する．

　心因反応とは，何らかの環境因を契機とし，個人の資質と相まって精神症状が出現するものをいう．興奮状態にいたるものから軽度のものまで程度はさまざまである．DSM-5-TRでいうと，短期精神症，急性ストレス症，心的外傷後ストレス症（PTSD），適応反応症などに相当する．

4）発達特性とパーソナリティ特性という視点

　両者については，知的発達症，パーソナリティ症という精神科診断名があるが，どちらかというと疾患や障害というよりも，特性と考えた方がしっくりくる概念である．詳細は別項に譲るが，診断基準を満たすかどうかということよりも，どのようなパーソナリティ特性があるのか，いわゆる発達障害（知的発達症，自閉スペクトラム症，注意欠如多動症など）といわれる特性をもっていないかどうかという観点は，患者を理解するうえでも参考になるこ

とが多い.

　個々の発達やパーソナリティ特性をにらみながら, 1)→2)→3)と絞り込んでいくのが, 基本的な診断の流れである.

コラム

トラウマインフォームドケア

　トラウマインフォームドケア (trauma-informed care：TIC) とは, 患者に恐怖や怒りの反応や暴力行為などがみられた際に, 疾患による症状というとらえ方ではなく, トラウマ体験への反応としての現れとして理解しようとする視点に基づくケア方法である. トラウマインフォームドケアの実践のポイントは, まずはトラウマについて正しい知識をもち, それが個人に及ぼす影響について理解しようとすることである. 実践するのは難しく思われるかもしれないが, 表面上みられる患者の言動には何らかの原因, とくにトラウマ体験があるのではないかという視点をもつことが大事である. それにより患者とのかかわり方の大事なポイントがみえてくることがある. 実践の際に重要なのは, 患者の過去や現在のトラウマの影響に気づき, 再トラウマ化を防ぐことである. 精神医療における治療においてはやむをえず隔離・身体拘束などの行動制限を行うことがあるが, こうしたことが再トラウマ化につながることがある. そして患者とともにスタッフを含めた病院組織全体として安全な治療環境を確保し, 再トラウマ化を避ける対策を講じていくことが目標となる.

2 精神疾患の検査

はじめに

　第1節では精神疾患の診断の流れについて述べた．本節では精神疾患を診断するうえで必要となる検査について扱う．精神科における検査は，大きく生物学的検査と心理学的検査に分けることができる．

　生物学的検査には，血液検査や画像検査をはじめ，脳波や髄液検査が含まれる．生物学的検査の主な目的は，精神症状を有する患者における身体的問題の関与の有無を知ることである．前節で述べたように，精神疾患の診断においては，身体因の検討が最初に行われる．初診時はもちろんのこと，状態像に変化があった際にも，生物学的検査が行われることがある．たとえば，うつ状態を呈すれば血液検査で甲状腺機能のチェック，幻覚妄想状態であれば画像をはじめ，意識障害の除外目的で脳波や髄液検査を組み合わせることもある．

　もう1つの柱である心理学的検査は，精神科ならではのものといえる．実施は主に心理療法士*が担当する．精神科医が心理学的検査の施行を考慮するのは，診断や治療の方向性に迷っている時が多い．どうしても医師の主観に頼りがちな精神科診療において，標準化された心理学的検査の結果は，貴重な判断材料の1つとなりうる．たとえば，日常生活において些細なきっかけで不適応を起こしやすい傾向がある場合，知能検査で知的レベル，性格検査でパーソナリティ傾向を知ることは，診断やその後の治療を考えるうえできわめて有用である．その他，うつ状態や認知機能などを測定する検査もある．これらは一定の客観性が求められる臨床研究や治験の際に用いられることが多いが，治療経過の中で複数回検査することで治療効果判定の指標として使われることもある．

　実際の臨床現場では，それぞれの状況において必要な検査を，いくつか組み合わせて行う．以下，具体的な検査について解説する．

*心理療法士
いわゆる「こころの専門家」である．心理検査や面接による心理的アセスメント，カウンセリングなどの心理療法を主な役割とするが，近年では病院における多職種チームメンバーの一員としても活躍する．

1 | 生物学的検査

1-1 | 血液検査

　今後，精神疾患の病勢を定量するバイオマーカーが発見されるなどすれば別であるが，精神科領域では，内科などの身体科とは異なり，血液検査が病勢の評価や効果判定に使われることはほとんどない．

　精神科で血液検査を行うのは，

- 定期的なモニタリングが必要な薬物の血中濃度の測定
- 薬物治療中の，定期的な副作用のモニタリング
- 内科疾患などの身体因に伴う精神症状の有無の精査
- 精神科病棟などで入院中に合併症の検索

といった場合に限られるであろう．それぞれについて順番に述べていく．

A 定期的なモニタリングが必要な薬物の血中濃度の測定

＊安全域が狭い薬剤
薬物の血中の有効治療濃度と致死量の濃度が近い薬剤のこと．

　精神科領域で扱う薬剤には，安全域の狭い＊ものがいくつか存在している．たとえば，炭酸リチウム，バルプロ酸ナトリウムといった気分安定薬を使用する際は，定期的な血中濃度と，副作用のモニタリングが必要である．

　炭酸リチウムであれば導入直後など用量の調整中は毎週，維持期でも2～3ヵ月に1回は血中濃度と副作用の確認が必要である．有効血中濃度は0.6～1.0 mEq/L を目標に維持する．

＊血算
白血球，赤血球，血小板などの血液細胞の数を数える検査のこと．採血をする時は，測定することが多い．

　バルプロ酸ナトリウムであれば，定期的な血中濃度の確認とともに，英国国立医療技術評価機構（National Institute for Health and Care Excellence：NICE）では投与前と半年おきに血算＊，肝機能検査を含む採血を行い，体重（body mass index：BMI）の検査を行うことが推奨されている．バルプロ酸ナトリウムの副作用の多くは用量に依存し，血中濃度が100 mg/L を超えると頻度，重症度ともに上昇することが知られている．

B 薬物治療中の，定期的な副作用のモニタリング

　精神科領域で扱う薬剤も，一般科で扱う薬剤と同様に副作用が出現しうる．そのうち，精神科で比較的よくみかける，血液検査でわかる副作用について述べる．

1）肝機能障害・腎機能障害

　精神科で用いる薬剤も，一般の身体科で扱う薬剤同様に，ほとんどが肝代謝・腎代謝のものであり，肝臓や腎臓に蓄積して毒性を発揮することがあ

る．とくに精神疾患は慢性的な経過をたどることも多く，服用期間も長くなりがちであるため，定期的なモニタリングが必要である．

　三環系・四環系抗うつ薬，またバルプロ酸ナトリウムやカルバマゼピンでは相対的に肝機能障害をきたすことが多く，肝胆道系酵素の上昇を認め，薬剤による可能性が高ければ被疑薬の減量や中止を考慮する．腎機能障害は選択的セロトニン再取り込み阻害薬（SSRI），カルバマゼピン，炭酸リチウムなどで生じ，とくにリチウム中毒では腎性尿崩症をきたしたり，急性腎不全で透析が必要になったりする場合もある．

2）低ナトリウム血症

　精神科領域で低ナトリウム血症をきたす原因として，水中毒とバソプレシン分泌過剰症（syndrome of inappropriate secretion of antidiuretic hormone：SIADH）の頻度が高い．

　水中毒は，腎臓の処理能力を超えるほどの病的多飲水（一般には1日3L以上）によって希釈性に引き起こされる症候性低ナトリウム血症のことである．原因としては，抗精神病薬との関連が示唆されてきたが，それを否定する報告もあり，確定的な見解はない．またカルバマゼピン，高齢者や身体疾患合併症患者においてSSRIが原因となるとの報告もある．症状としては，低ナトリウム血症に伴う意識障害および全身けいれんなどである．もともと多飲水が指摘されていた患者が，突然意識障害を呈したり，けいれんをきたしたりした時はまず鑑別に考え，血液検査を行う．また臨床的にはスタッフや家族に隠れて飲んでいることもあり，見過ごされることも少なくないため，細心の注意を要する．一般には血清Na濃度が120 mEq/L以下で症状をきたしやすいといわれているが，慢性的な水中毒患者ではもともと血清Na濃度が低く，Na濃度低下の大きさと速さの方が重要である．

　SIADHは，下垂体のバソプレシン分泌調整機能が種々の原因によって障害されることで，血管内の水分貯留が十分であるのにもかかわらず，バソプレシン分泌が抑制されない症候群のことである．頭蓋内疾患，肺疾患，薬剤が3大原因であり，とくに精神科領域では抗うつ薬や気分安定薬でSIADHを引き起こす頻度が高く，疑った場合は被疑薬を中止して経過観察する必要がある．診断基準についてはここには明記しないが，「血液の薄さに比して，濃い（もしくは普通の濃さの）尿が出ている」というのが病像の中核である．

　ナトリウムの補正を行う際は，急速に補正を行うと橋中心髄鞘崩壊症のリスクがあるため，一般には24時間で10 mEq/L以下の補正スピードが推奨されているが，急激な希釈によって起きた水中毒などでは，あえて補液を行わずとも，水制限のみで適正なスピードで補正されていくことをしばしば経験する．

3）糖・脂質代謝異常

　抗精神病薬，とくに第二世代抗精神病薬の中には，糖代謝異常や脂質代謝

異常をきたしやすいものがあり，とくに耐糖能異常についてはクロザピンやオランザピンは最もそのリスクが高い薬剤である．クエチアピンやリスペリドンにも中等度のリスクが認められており，使用にあたっては，本人への既往歴や家族歴についての問診，および採血検査でのHbA1cの確認は不可欠である．日本においては，糖尿病患者へのオランザピン（筋肉注射製剤を除く），クエチアピンの使用は禁忌であり，クロザピンの使用は内科医と協議を行ったうえでの慎重投与が可能である．

4）顆粒球減少症

治療抵抗性統合失調症に適応のあるクロザピンでは，顆粒球減少の副作用が報告され，重篤な場合は無顆粒球（500／μL 以下）にいたる．クロザピンを使用する際は，プロトコールに則って定期的な血算の採血を行う必要がある．

C 内科疾患などの身体因に伴う精神症状の有無の精査

内科疾患の中には，統合失調症によく似た精神病症状をきたす疾患（例：全身性エリテマトーデス，抗NMDA受容体抗体脳炎など）や，うつ病に似た抑うつ気分，意欲減退などをきたす疾患（例：甲状腺機能低下症，副腎不全，脳血管障害など）が存在する．可能な限り精査を行い内科疾患を除外する必要があるが，とくに病気の経過や診察から，狭義の精神疾患でない可能性がある場合，内科疾患が隠れている可能性を考慮して精査を行うべきである．こういった状況下で行う検査として，血液検査は非常に重要な役割を占める．詳細については第Ⅲ章 第4節で述べるため，ここでは割愛する．

D 精神科病棟などで入院中に合併症の検索

精神科患者も，精神疾患のない患者同様に身体疾患に罹患する可能性はある．むしろ，精神症状に伴って正確に症状を陳述できないことがあったり，薬物の副作用が2次的に内科疾患の発症に関与したりすることを考えると（抗精神病薬の副作用による錐体外路症状に伴って嚥下機能が低下し，誤嚥性肺炎をきたす場合など），むしろその可能性は非精神科患者より多いと考えられる．

精神科病棟でとくに多い身体合併症として，肺血栓塞栓症がある．肺血栓塞栓症は，長期臥床や下肢の手術などが誘因となって下肢の深部静脈に血栓を形成し，歩行などをきっかけに遊離した血栓が肺動脈を塞栓して発症する疾患である．さらに呼吸不全や右心不全をきたして重篤な転帰をきたすこともある．また，深部静脈血栓をきたす原因として，とくに精神科領域では身体拘束が重要である．身体拘束中の患者においては，弾性ストッキングな

どの圧迫療法で血栓形成の予防をするとともに，定期的に血液検査で凝固系の指標となる D ダイマーの測定を行い，高値であった場合は，下肢血管エコーや造影 CT などのさらなる検査を行うかどうかを含め，肺血栓塞栓症および深部静脈血栓のリスクについて再評価を行う．

1-2 脳波検査

A 目 的

脳波は，脳の神経細胞の電気活動を記録したものである．頭皮上の電極から記録したものを頭皮上脳波といい，大脳皮質の表面もしくは大脳深部に直接電極を挿入して記録したものを直接導出脳波という．一般臨床では，頭皮上脳波を用いる．

脳波検査は，てんかんの有無の評価や，意識障害の精査の際に行われることが多い．

B 記録法

患者の頭皮に 21 個の電極を**図Ⅱ-2-1** のように装着する．配置については国際標準電極配置法（10-20 法）に則って行う．頭皮上の電極と，乳様突起部（脳の電気活動の影響を受けにくい部位）の電極との間の導出で行う単極導出法と，頭皮上の 2 極間の電極との間の導出で行う双極導出法があり，広い範囲の電気活動は単極導出法が適しており，狭い範囲の電気活動には双極導出法が適している．

C 安静時脳波

成人の正常脳波は，安静覚醒閉眼時に 100 μV 以下の α 波（8 ～ 13 Hz）（**図Ⅱ-2-2a**）が基礎律動で，これに少数の速波が混じることが多い．徐波はほとんど出現しない．α 波の出現は後頭部，次いで頭頂部で高く，開眼によって減衰する．これを α ブロッキングという．

D 賦活脳波

1）過呼吸賦活（hyperventilation: HV）

3 分間の過呼吸（20 ～ 30 回/分）を行わせる方法．一般の脳波検査で行う賦活*法である．正常な小児と一部の成人では build-up と呼ばれる，脳波の高振幅徐波化（**図Ⅱ-2-2b**）が約 3 分で出現するが，過呼吸中止後にも build-

*賦活
活発化させること．

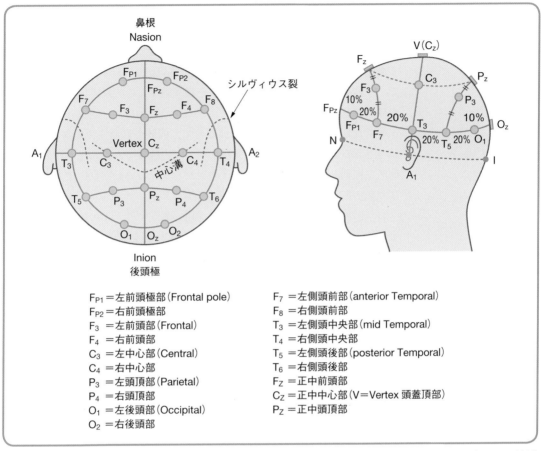

図Ⅱ-2-1　脳波記録電極の配置法[国際標準電極配置法, ten-twenty electrode system (10-20法)]

[大熊輝雄：現代臨床精神医学, 第11版, p.133, 金原出版, 2008 より引用]

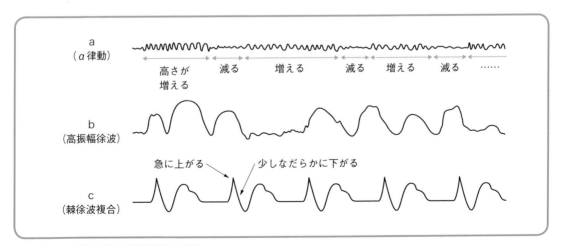

図Ⅱ-2-2　代表的な異常脳波の形

up が持続する場合（持続時間2分以上）は異常と判断する．

2）光賦活（photic activation）

　患者の眼前で比較的強い光を点滅させることで，正常では光刺激に同期して後頭部に律動波が観察される．これを光駆動という．刺激頻度は1〜30 Hzで，10秒間の刺激と，10秒間の休止を繰り返す．この反応は正常者においても観察される反応である．

　異常反応としては，光刺激に同期して，四肢や顔面にミオクローヌス*が誘発される光・ミオクローヌス反応や，光過敏性てんかん患者において，光刺激に同期しない突発異常波が誘発される光・けいれん反応がある．

3）睡眠賦活（sleep activation）

　自然睡眠，もしくは薬物誘発睡眠を用いる．てんかんの検査では，睡眠によって突発性異常波（棘徐波複合など，**図Ⅱ-2-2c**）が出現することが多いため，睡眠賦活は必須の検査である．側頭葉てんかんではとくに入眠時の異常波が観察されやすい．

> **＊ミオクローヌス**
> 体の一部が一瞬ピクッと動く不随意運動．

1-3　画像検査

　精神科に限らず，診断の際には物質的な動態を評価するための生化学検査，機能を評価するための生理学検査，そして形態学的な評価をするための画像検査を必要に応じて行うことが重要である．

　精神科領域では頭部画像評価を行うことが重要である．本項目では頭部CT，頭部MRI，脳血流SPECT について述べる．

A　頭部 CT

　コンピュータ断層撮影法（computed tomography：CT）は，脳にX線を直接照射し，脳領域を通過したX線量の情報をもとに画像を再構成する方法である．比較的短時間で測定可能で，出血性病変や粗大な病変を検出するのに優れている．

　急性の経過で精神症状をきたす患者では，まず脳出血などを除外するために頭部CTを撮影することがある．

B　頭部 MRI

　核磁気共鳴画像（magnetic resonance imaging：MRI）は，水素原子が磁場に影響を受けた時の動きを画像化する方法である．T1強調画像とT2強調画像を撮像するのが一般的で，臨床状況によってその撮像の目的はさまざまである．

精神科領域では，精神症状が器質性に生じたものでないかの確認や，認知症の精査で使用することが多い．

C 脳血流 SPECT

単一光子放射断層撮影（single photon emission computed tomography：SPECT）は，人体に微量な単光子放射体を投与し，その放射能を体外で測定し，局所脳血流を測定する検査である．精神科臨床では，認知症の早期診断や，鑑別に用いる（p.150，「器質性精神障害（症状性精神障害）」参照）．

1-4 髄液検査

A 目 的

脳脊髄液（以下，髄液）は，中枢神経系の器質的異常がある場合に変化をきたす．たとえば炎症，出血，腫瘍，免疫介在性疾患などである．採取は腰椎穿刺法で行う．また腰椎穿刺を行う前に脳ヘルニアを起こしうるほどの頭蓋内圧の亢進がないかを確認する必要がある．頭蓋内圧の亢進があるかどうかは，神経所見，意識障害の有無や，うっ血乳頭の有無で判断可能であるが，頭部 CT を撮影してから腰椎穿刺を行うことが望ましい．

B 検査項目と測定法

1）髄液圧

初圧と終圧を測定する．初圧の基準値は $50 \sim 150$ mmH$_2$O であり，200 mmH$_2$O 以上は高値，40 mmH$_2$O 以下は低値である．

2）外 観

透明度と色調を判断する．混濁している場合は，白血球増加を示唆しており細菌感染を疑う．血性の髄液は，脳出血，くも膜下出血をきたした直後でない限り，穿刺時の局所的な出血であることが多い．キサントクロミーは，陳旧性*の出血後にビリルビンなどによって淡黄色を呈するものをいう．

3）細胞数，細胞の種類

細胞数は $10 / \mu$L 以下が正常で，それ以上は高値と考える．細胞の種類としてはリンパ球をはじめとする単核球と，多核球があるが，細胞数が少ない時はほとんどリンパ球である．髄膜炎などの頭蓋内炎症性疾患や，免疫介在性の異常で増加する．ただ，細胞数 1 桁の細菌性髄膜炎なども報告はあり，必ずしも病勢を反映するとはいえない．

＊陳旧性
1ヵ月以上前に起きて，現在は進行していない．時間経過が長いという意味．

4）比 重

基準値は 1.007 前後である.

5）タンパク

総タンパクの基準値は 40 mg/dL 以下である．40 mg/dL 以上のタンパクを
みたら，病的意義があるかもしれないと考える．髄液タンパクにはアルブミ
ンとグロブリンがあるが，主にアルブミンであり，グロブリンが増加してい
る場合は異常である．炎症反応の評価として，免疫グロブリン G（immuno-
globulin G：IgG）index を算出することがある（0.73 以下で正常）．

IgG index ＝（髄液 IgG/血清 IgG）/（髄液アルブミン/血清アルブミン）

6）糖

髄液糖は血糖値の 2/3 が基準値であり，血糖値の変動に左右される．細菌
性髄膜炎では極端に糖が低下する．結核性髄膜炎や真菌性髄膜炎でも低下す
るが，ウイルス性髄膜炎では低下しない．反対に，増加している場合は，脳
炎や神経梅毒などが考えられるが，糖尿病などの高血糖による影響は除外し
て考える必要がある．

7）細菌検査

細菌性髄膜炎を疑う場合は，髄液のグラム（Gram）染色検査，および髄液
培養を行う必要がある．髄液培養の陽性率は，未治療の場合は 70 〜 80％と
いわれており，髄液の採取量が多いほど，また遠心分離を行うほど陽性率は
高くなるといわれている．

8）DNA 検出法

Polymerase chain reaction（PCR）法（p.158 参照）で髄液中のウイルス
や，結核菌を検出することができる．

2 ｜ 心理学的検査

はじめに，ある架空事例に基づいて，看護師が心理学的検査を理解するこ
との意義について述べたい．

架空事例：
慢性疾患を有する成人男性 A さん．この疾患をコントロールして，身体的
健康の維持・増進を図っていくためには，①定時の内服を遵守すること，②
睡眠，食事といった生活リズムを一定に保つことが必要である．しかしなが
ら，A さんの服薬遵守率は低く，それに伴い，身体症状は徐々に悪化して
いった．その後，A さんの体調は，入院による加療が必要なほど悪化し，あ
なたが配属されている内科病棟に入院することになった．症状への対症療法
により身体症状は沈静化した．しかしながら，A さんが退院後も入院前の生

活と同じように過ごせば，同じことが繰り返されると考えられた．あなたは看護師として，Aさんに服薬遵守の必要性を説明したり，生活指導を行ったりするが，一向に改善がみられない．

慢性疾患の治療過程で，比較的よく観察される事例である．さらに，この事例において，心理学的検査が実施され，次のような所見が医療チームとして得られたとする．

心理学的検査上，「認知機能」の低下が認められる．全般的な知的水準は，標準レベルにある．しかしながら，「物事を進める際に，それを効率よく計画し，処理していく」機能や「聴覚的な情報を処理していく」機能が，平均値より大幅に下回っており，前回の検査結果と比べ低下している．なお，「視覚的な情報を処理していく」機能は，平均値より大幅に上回っており，良好に保たれている．

看護師は，医師の診断および治療方針を再度確認しつつ，上記心理学的検査所見の結果に基づいて，服薬や生活指導の方法を，以下のとおり見直すことにした．第一に，服薬指導の際，これまで口頭での「説明」を中心としていたが，図などを用いることで視覚的にわかりやすい形で説明することにした．第二に，内服時間の遵守は，本人が自身でも管理ができるよう，服薬時刻を知らせる「アラーム機能のある携帯アプリ」を紹介した．こうして，新たな方法を導入した結果，服薬遵守率や生活習慣は改善された．

実際の治療過程で生じるさまざまな課題は，さまざまな要因が複合的に関与して生じていることが多く，上記のような事例は，きわめて簡略化したものである．しかしながら，心理学的検査への理解を深めることは，医師のみならず，看護師をはじめとしたコメディカルスタッフ，ひいては患者にとって，非常に重要な示唆をもたらすことがあることは理解していただけたことと思う．

A 心理学的検査とは

これまで心理学が「医療」に貢献してきたのは，心理学的検査によるところが最も大きい．古くはフロイト（Freud S）由来の力動的精神医学*において，精神科医が中心となって心理学的検査を発展させてきたものであるし，「神経症」や人間の「知的」側面を把握するために，心理学者によって多くの心理学的検査が開発されてきた．

心理学的検査とは，いうまでもなく，「人間の心理」に関する検査である．具体的には，受検者の，心理的な苦痛や困難さ，知能，パーソナリティ，精

*力動的精神医学
精神現象を生物・心理・社会的な力の相互的な因果関係に基づき，理解を試みること．

神発達，職業適性，運動能力（巧緻性など）等の特徴を把握することができる．結果，個人あるいは集団をさらに詳しく知ることにつながり，専門職がどのような行為を受検者に提供するかを検討する際の指標となる．

現在，心理学的検査は，さまざまな目的に応じて開発されており，その数は数百にも及ぶ．医療において頻回に利用する検査を大別すると，「知能・発達検査」「性格検査」「症状を測定する検査」「作業検査」が代表的である．多くの場合，検査の目的に合わせ，複数の検査を組み合わせて実施している（テストバッテリー）．

B なぜ精神疾患の診断・治療において，心理学的検査を行うのか

精神疾患は，現代では，遺伝的要因と環境要因との相互作用によって発症する「多因子疾患」ととらえられている．したがって，多くの精神疾患は，心理学的要因によってのみ説明されるものではない．一方で，たとえば，いわゆる「神経症」や，現代的にいえば「ストレス」や「不安」といった心理学要因が誘因となり，精神疾患を発症する事例も多く存在する．また，精神疾患を「脳機能」の障害としてとらえるならば，人間の「認知機能」の評価やその治療の効果測定，あるいは生活の質の維持のために，有益な情報を得られる検査も多数存在する．このことから，医療における心理学的検査の存在は，一定の意義を有するといえる．

さらに，精神疾患の診断・治療には，「エビデンス」に乗りづらい要素が多数存在する．たとえば，医師が「不安」や「ストレス」のように漠然としたものを主訴に来院した患者に出会った際，医師の内面にある種独特な感情や違和感が生じることがある（たとえば統合失調症にみられる「プレコックス感*」など）．そして，その医師が，それらの独特な感情や違和感に基づいて心理学的検査を実施した際，明らかに異常な所見が得られることがある．この場合，医師と心理学的検査実施者の間での「経験」や「主観」に基づいた同意が，患者の体験を理解するうえで最も適切な判断となることもある．こうした意味においても，心理学的検査は今後も精神科医療の現場で実施する意義がある．

＊プレコックス感
オランダの精神科医リュムケ（Rumke HC）により提唱された臨床概念．「統合失調症患者に相対したとき，観察者の内に起こる一種言いようのない特有な感情」をさす．
［広沢正孝：プレコックス感について．精神科治療学 33 (1)：71-78, 2018 より引用］

C 何を調べるのか——体験で理解する心理学的検査

次に，心理学的検査の具体例として，「症状を測定する質問紙」を紹介しよう．**図Ⅱ-2-3** の『自己評価式抑うつ性尺度（self-rating depression scale：SDS）』について，はじめに教示に従って回答・採点してみてほしい．なお，回答・採点前の留意点として，本尺度はあくまで診断の補助ツールであること，さらに，厳密には，本尺度は「抑うつ症状」を測定するものであり，

下のおのおのの文章を読んで，最近のあなたの状態に最もよく当てはまると思われる
段階を1〜4の中から1つだけ選んで，選んだ番号を○で囲んでください．あまり考
えないで，最近感じている通りにつけてください．

	ほとんどない	ときどきある	かなりの間ある	ほとんどいつもある
1. 気分が沈んで憂うつだ ・・・・・・・・・	1	2	3	4
2. 朝がたは　いちばん気分がよい ・・・・・	1	2	3	4
3. 泣いたり，泣きたくなる ・・・・・・・・	1	2	3	4
4. 夜よく眠れない ・・・・・・・・・・・・	1	2	3	4
5. 食欲は　普通だ ・・・・・・・・・・・・	1	2	3	4
6. 異性に対する関心がある ・・・・・・・・	1	2	3	4
7. やせてきたことに　気がつく ・・・・・・	1	2	3	4
8. 便秘している ・・・・・・・・・・・・・	1	2	3	4
9. 普段よりも，動悸がする ・・・・・・・・	1	2	3	4
10. 何となく　疲れる ・・・・・・・・・・	1	2	3	4
11. 気持は　いつもさっぱりしている ・・・・	1	2	3	4
12. いつもとかわりなく　仕事をやれる ・・・・	1	2	3	4
13. おちつかず，じっとしていられない ・・・・	1	2	3	4
14. 将来に　希望がある ・・・・・・・・・	1	2	3	4
15. いつもより　いらいらする ・・・・・・・	1	2	3	4
16. たやすく　決断できる ・・・・・・・・・	1	2	3	4
17. 役に立つ，働ける人間だと思う ・・・・・	1	2	3	4
18. 生活は　かなり充実している ・・・・・・・	1	2	3	4
19. 自分が死んだほうが　他の者は楽に暮らせると思う ・・・	1	2	3	4
20. 日頃していることに　まんぞくしている ・・・・・・・	1	2	3	4

採点方法：項目番号2，5，6，11，12，14，16，17，18，20については，得点を4
点→1点，3点→2点，2点→3点，1点→4点に変えて，それ以外の項目は，○をつ
けた点数のままに，20項目すべての得点を足してください．

図Ⅱ-2-3　自己評価式抑うつ性尺度（SDS）
［福田一彦，小林重彦：自己評価式抑うつ性尺度の研究．精神神経学雑誌 75：673-679，1973 より
許諾を得て転載］

抑うつ気分，興味の喪失，易疲労感，希死念慮，集中困難などを測定するこ
とを目的としているので，「うつ病」の診断根拠とはならない（詳細は p.107，
「気分症」参照）ことを付記する．
　全設問を回答後，尺度の下にある採点方法に従い採点する．採点の結果，
分類上，粗点が「49点以内」であれば「正常範囲」と分類され，「50〜59
点」であれば「軽度のうつ状態」，「60〜69点」であれば「中等度〜高度の
うつ状態」，「70点以上」であれば「極度のうつ状態」と分類される．
　皆さんは，この検査をどのように体験されたであろうか．皆さんの中には，

意外にもこの検査での得点が高く，自身のこの頃の不調を「抑うつ症状」として気づいた方もいるかもしれない．留意点として，この検査で測定したのは「最近のあなた」であって，1週間後は結果が異なる可能性がある．それでも，定期的にチェックし，高得点が続くようであれば，周囲の専門家らに相談することを勧める．

いずれにしても，SDSをはじめとした「症状を測定する質問紙」は，回答者自身の主観的な苦痛やその具体的な内容を数値で示せることに利点があり，第三者に了解されうるものとして「対象化」できるツールである．その機能として，診察場面での患者-医療従事者との対話を促進したり，あるいは，患者自身が自身の症状の回復の程度をモニタリングしたりしていくうえで（あるいは，予防を図っていくうえで），有効である．

D　心理学的検査の概要

すでに述べたように，心理学的検査は大別すると「知能・発達検査」「性格検査」「症状を測定する検査」「作業検査」がある．ここでは，各検査別にその概要を示す．

1）知能・発達検査

「知能検査」と呼ばれる検査はいくつか存在する．検査を理解するうえでの留意点として，各検査が測定しようとしている「知能」の定義や，その数値の意味合いは，各検査によって異なることを念頭に置く必要がある．このため，検査報告書をみる際には細心の注意を払う必要がある．

たとえば，日本でよく知られる検査として，ビネー（Binet）式知能検査，ウェクスラー（Wechsler）式検査が挙げられる．

前者の検査での「知能」は，「注意・想像・推理・判断などのさまざまな知的機能の基礎に共通してある一般知能」とされる．ここでいう共通している能力とは，①方向性（一定の方向性をとり，持続しようとする），②目的性（目的を達成するために働く），③自己批判性（自己の反応結果について適切に自己表現する）の3側面をもった心的能力のことをさす．さらに，本検査で課される問題は，受検者の生活年齢集団の50〜70%が正解する課題を標準問題としたものである．数値化にあたっては，受検者の発達の程度を年齢尺度［精神年齢（mental age：MA）］により，評価する．

一方で，後者の検査での「知能」は，「個人が目的的に行動し，合理的に思考し，環境を効果的に処理する個人の総合的・全体的な能力」とされる．さらに，10〜11種の異なる能力を個別に評価することに特徴があること，さらには，それらの能力の集合体として，知能指数が算出される．なお，この指数は，受検者が帰属する同一年齢集団における平均値からのずれ（偏差）によって評価するものである（正規分布状で平均が100として，標準偏差は

±15点である．たとえば，85～115の範囲にある知能指数は，分類上「中」に相当する）．

両者に共通する点も多いが，前者は日本人のパーソナリティや生活様式に準拠して開発されており，受検者が取り組みやすく，また，年齢的な指標があることで，子どもへの具体的なケアを検討する際に取り入れやすいという特徴をもつ．一方，後者はさまざまな知的機能の不均衡さや得意・不得意を詳細に把握することが可能であって，検査目的や受検者の年齢に応じて使い分けされている．

その他の検査として，Illinois test of psycholinguistic abilities（ITPA），K-ABC心理-教育アセスメントバッテリー（Kaufman assessment battery for children）などがある．

次に「発達検査」について紹介する．これらの検査に共通してある目的は，人間の発達過程において，その問題や障害を早期に発見し，援助や介入をしやすくすることにある．

発達検査も，知能検査と同様にさまざまな検査がある．たとえば，①集団健診（たとえば，3歳児健診）などで精密検診を要する者を抽出することを目的に開発されたスクリーニング検査，あるいは，②個別に検査し発達状況を細かく評価することを目的とした診断検査がある．検査方法もさまざまであり，対象者に直接課題を提示して行うものもあれば，養育者用の設問によって評価する検査も存在する．具体的には，遠城寺式乳幼児分析的発達検査，グッドイナフ（Goodenough）人物画知能検査，新版K式発達検査，デンバー（Denver）式発達スクリーニング検査などが挙げられる．

2）性格検査

人間のパーソナリティを把握するための検査である．これまでと同様，「パーソナリティ」にはさまざまな側面がある．そもそも，本用語の語源はラテン語のpersona（仮面）にある．すなわち，本用語は，演劇などでの役者が演じる役割，あるいは外面的な人柄などをさすものであって，現代的には「ある人を特徴づけている持続的で一貫した行動パターン」のことをさす．たとえば，「人と付き合うことが好きであったり，または，上手であったりする性質をとらえようとする」など，その目的に合わせて数多く存在する．

多くの検査はアンケート形式（質問紙法）である．このことから，「行動パターン」を数値化して評価するものが多いことがわかる．この多くは統計的な手続きによって開発されたものであって，例として，MMPI性格検査，Yatabe-Guilford（Y-G）性格検査，モーズレイ（Maudsley）性格検査，エゴグラムなどが挙げられる．質問紙法のメリットは，実施目的に合わせてさまざまな検査があるため，何らかのニーズに合わせて選択できるということにある．さらに，簡単に採点・実施ができ，検査実施者の主観や経験に左右されない結果を得ることができる．一方，留意点としては，評価をされる側が

自身のことを記入するという形式であるため，人にみせたくない側面や，自身では意識しづらい側面など，受検者の意識あるいは無意識的な反応の歪曲が生じやすい点にある．

　さらに，アンケート形式以外のものも存在する．「ロールシャッハ（Rorschach）テスト」「バウムテスト」に代表される投映法と呼ばれる検査である．一般に深層心理と呼ばれるような，人間の無意識レベルの個性を測定する．また，受検者が意図的に結果を操作することが難しいといった利点がある．

　なお，日本の医療機関においては，上記の代表的な検査は高頻度に使用される．これらは受検者に多義的で曖昧な「刺激」を与え，その反応の結果からパーソナリティの把握を試みることに特徴がある．アンケート形式の性格検査のように，受検者に，一義的で具体的にデザインされた刺激を与えるもの（たとえば，「あなたは，人と話すことが好きですか」など）とは質的に異なる．人間の心を多面的にとらえ，動的なものとしてそれらの各側面や動きを把握することを試みる検査である（たとえば，インクを紙に垂らし偶然にでき上がった模様を10枚提示し，それをどのように知覚するかを尋ねるロールシャッハテストなど）．このような「曖昧な刺激」への反応を分析の対象として，受検者の自覚的に意識されうる欲求や感情，物事のとらえ方の表面的特徴から，自覚することが難しい葛藤や願望，あるいはその個性にいたるまで，豊富な情報を得ることが可能である．一方で，投映法検査は検査実施者の経験や主観がその検査結果に反映されやすく，客観性・信頼性が低いという指摘を受けやすいという特徴をもつ．

3）症状を測定する検査

　主に精神機能のみを測定するものと，脳を中心とした神経系と高次脳機能の関連を検討することを目的としたものがある．

　前者は，精神機能のうち，抑うつ症状（抑うつ状態）を測定するものとして，既出の自己評価式抑うつ性尺度（SDS）以外にも，日本語版 BDI-Ⅱ ベック（Beck）抑うつ質問票（DSM の診断基準に沿って開発され，過去 2 週間の状態を測定する），CES-D うつ病（抑うつ状態）自己評価尺度，DSRS-C バールソン（Birleson）児童用抑うつ性尺度，不安症状を測定するものとして，MAS 顕在性不安尺度，STAI 状態・特性不安検査，精神的健康の程度を包括的に評価するものとして，GHQ 健康調査票，CMI 健康調査票など数多く存在する．

　一方，後者は，脳を中心とする神経と，注意，記憶，運動といった高次脳機能との関連を検討することに重きを置いて開発された検査である．さらに，これらの検査には，大別して，機能全体を包括的に測定するものと，機能を個別に評価するものが存在する．前者は，アルツハイマー（Alzheimer）型認知症の認知機能評価を目的として開発された ADAS-cog や，日本語版

（検査日： 年 月 日）			（検査者： ）	

氏名：	生年月日： 年 月 日	年齢： 歳
性別： 男／女 教育年数（年数で記入）： 年	検査場所	
DIAG：	（備考）	

1	お歳はいくつですか？（2年までの誤差は正解）		0　1
2	今日は何年の何月何日ですか？　何曜日ですか？ （年月日，曜日が正解でそれぞれ1点ずつ）	年 月 日 曜日	0　1 0　1 0　1 0　1
3	私たちがいまいるところはどこですか？（自発的にでれば2点，5秒おいて家ですか？ 病院ですか？　施設ですか？　のなかから正しい選択をすれば1点）		0　1　2
4	これから言う3つの言葉を言ってみてください，あとでまた聞きますのでよく覚えて おいてください． （以下の系列のいずれか1つで，採用した系列に○印をつけておく） 1：a）桜　b）猫　c）電車　2：a）梅　b）犬　c）自動車		0　1 0　1 0　1
5	100から7を順番に引いてください．（100−7は？，それからまた7を引くと？　と質 問する．最初の答が不正解の場合は，打ち切る）	（93） （86）	0　1 0　1
6	私がこれから言う数字を逆から言ってください．（6-8-2, 3-5-2-9を逆に言ってもらう， 3桁逆唱に失敗したら打ち切る）	2-8-6 9-2-5-3	0　1 0　1
7	先ほど覚えてもらった言葉をもう一度言ってみてください． （自発的に回答があれば各2点，もし回答がない場合以下のヒントを与え正解であれば1点） a）植物　b）動物　c）乗り物		a：0　1　2 b：0　1　2 c：0　1　2
8	これから5つの品物を見せます．それを隠しますのでなにがあったか言ってください． （時計，鍵，タバコ，ペン，硬貨など必ず相互に無関係なもの）		0　1　2 3　4　5
9	知っている野菜の名前をできるだけ多く言ってください． （答えた野菜の名前を右欄に記入する．途中で詰まり，約10秒待っても 答えない場合にはそこで打ち切る） 0〜5＝0点，6＝1点，7＝2点，8＝3点，9＝4点，10＝5点		0　1　2 3　4　5
		合計得点：	

図Ⅱ-2-4　改訂長谷川式簡易知能評価スケール（HDS-R）

［加藤伸司，下垣　光，小野寺敦志ほか：改訂長谷川式簡易知能評価スケール（HDS-R）の作成．老年精神医学雑誌 2：1339-1347，1991より許諾を得て転載］

COGNISTAT 認知機能検査などが代表的といえよう．後者は，ウェクスラー記憶検査（WMS-R）や，ウィスコンシンカードソーティングテスト（WCST，主に遂行機能の測定）などが存在する．また，短時間かつ簡単に実施可能で，いわゆるスクリーニング的な検査として，mini mental state examination-Japanese（MMSE-J）や改訂長谷川式簡易知能評価スケール（HDS-R，**図Ⅱ-2-4**）などがある．

4）作業検査

作業検査法とは，対象者に特定の課題を与え，その結果から個人の特性を

把握することを試みることを目的として開発された検査である．心理学的検査の多くが言語能力に依存するものであるが，本検査では，言語能力を問わず，さらに回答を意図的に操作できないといった点が長所であるため，各種検査を実施しようとする目的に合わせ，性格検査としても，知能・発達検査としても，症状を測定する検査としても利用されることがある．このような検査目的から，本節では作業検査を，他の性格検査や知能・発達検査，症状を測定する検査とは別にした．

具体的には，2対の1桁の数字の足し算を一定時間行い続ける［内田クレペリン（Kraepelin）精神検査］，ランダムな数字を次々に生成させ，それらがどの程度ランダムになっているかを評価する（乱数生成課題），あるいは，図形を白紙に模写するベンダー（Bender）ゲシュタルトテストなどが挙げられる．

E 日本における心理学的検査一覧

表Ⅱ-2-1は，現在，日本で保険適用となる心理学的検査の一覧である．大きな区分では，「D283 発達及び知能検査」「D284 人格検査」「D285 認知機能検査その他の心理検査」と3種類に区分されており，約100種類存在する．さらに，それらの区分には下位分類があり，「1」の「操作が容易なもの」は，検査および結果処理におおむね40分以上要するもの，「2」の「操作が複雑なもの」は，検査および結果処理におおむね1時間以上要するもの，「3」の「操作と処理がきわめて複雑なもの」は，検査および結果処理におおむね1時間30分以上を要するものとして定義されている．

F 検査前後の看護上の留意点

心理学的検査は，その実施時間は5分程度のものから2時間など幅広い．長時間に及ぶ検査では身体的に疲労を招く．さらに，その検査目的も，人間の「体」を支える根幹である「心」の機能を試みるものであって，人によってはその侵襲性の高さゆえに，精神的な疲労を生じさせるものである．したがって，検査前後にはそのことを念頭に置いたケアが求められる．

G 心理学的検査を看護実践に生かすには

本節では，心理学的検査の概要を記すにとどめた．看護実践において，各種心理学的検査の検査所見の意味を適切に理解することは有益であり，各種心理学的検査の学びをより深めていくためには専門書の学習が不可欠である．また，実践的活用においては，医師やその他の医療職者，あるいは，患

表Ⅱ-2-1 保険適用である心理学的検査の一覧

	1. 操作が容易なもの（80点）	2. 操作が複雑なもの（280点）	3. 操作と処理がきわめて複雑なもの（450点）
発達及び知能検査（D283）	津守式乳幼児精神発達検査，牛島乳幼児簡易検査，日本版ミラー（Miller）幼児発達スクリーニング検査，遠城寺式乳幼児分析的発達検査，デンバー式発達スクリーニング，DAM グッドイナフ人物画知能検査，フロスティッグ（Frostig）視知覚発達検査，脳研式知能検査，コース（Kohs）立方体組み合わせテスト，レーヴン（Raven）色彩マトリックス，JART	MCC ベビーテスト，PBT ピクチュア・ブロック知能検査，新版 K 式発達検査，WPPSI 知能診断検査，全訂版田中ビネー知能検査，田中ビネー知能検査V，鈴木ビネー式知能検査，WISC-R 知能検査，WAIS-R 成人知能検査（WAIS を含む），大脇式盲人用知能検査，ベイリー（Bayley）発達検査，Vineland-Ⅱ日本版，WPPSI-Ⅲ知能検査	WISC-Ⅲ知能検査，WISC-Ⅳ知能検査，WAIS-Ⅲ成人知能検査，WAIS-Ⅳ知能検査
人格検査（D284）	パーソナリティイベントリー，モーズレイ性格検査，Y-G 性格検査，TEG-Ⅱ東大式エゴグラム，新版 TEG-Ⅱ，TEG-3	バウムテスト，SCT，P-F スタディ，MMPI，TPI，EPPS 性格検査，16P-F 人格検査，描画テスト，ゾンディー（Szondi）テスト，PIL テスト	ロールシャッハテスト，CAPS，TAT 絵画統覚検査，CAT 幼児児童用絵画統覚検査
認知機能検査その他の心理検査（D285）	CAS 不安測定検査，SDS うつ性自己評価尺度，CES-D うつ病（抑うつ状態）自己評価尺度，HDRS ハミルトン（Hamilton）うつ病症状評価尺度，STAI 状態・特性不安検査，POMS，IES-R，PDS，TK 式診断的新親子関係検査，CMI 健康調査票，GHQ 精神健康評価票，MAS 不安尺度，ブルドン（Bourdon）抹消検査，MEDE 多面的初期認知症判定検査，WHO QOL26，COGNISTAT，SIB，Coghealth（医師，看護師または臨床心理技術者が検査に立ち会った場合に限る），NPI，BEHAVE-AD，音読検査（特異的読字障害を対象にしたものに限る），AQ 日本語版，WURS，MCMI-Ⅱ，MOCI 邦訳版，日本版LSAS-J（6月に1回に限る），DES-Ⅱ，EAT-26，M-CHAT，STAI-C 状態・特性不安検査（児童用），DSRS-C，長谷川式知能評価スケール，MMSE，前頭葉評価バッテリー：ストループテストおよび MoCA-J，POMS2、Clinical Dementia Rating（CDR）	ベントン（Benton）視覚記銘検査，内田クレペリン精神検査，三宅式記銘力検査，標準言語性対連合学習検査（S-PA），ベンダーゲシュタルトテスト，WCST ウイスコンシン・カード分類検査，SCID 構造化面接法，遂行機能障害症候群の行動評価（BADS），リバーミード行動記憶検査，Rey-Osterrieth Complex Figure Test（ROCFT）	ITPA，標準失語症検査，標準失語症検査補助テスト，標準高次動作性検査，標準高次視知覚検査，標準注意検査法・標準意欲評価法，WAB 失語症検査，老研版失語症検査，K-ABC，K-ABCⅡ，WMS-R，ADAS，DN-CAS 認知評価システム，小児自閉症評定尺度，発達障害の要支援度評価尺度（MSPA），親面接式自閉スペクトラム症評定尺度改訂版（PARS-TR），子ども版解離評価表

注：国立精研式認知症スクリーニングテストの費用は，基本診療料に含まれているものであり，別に算定できない.

者とともに，心理学的検査の所見に基づいてケアの方針を検討していくことが求められる.

3 精神疾患の治療

はじめに

　精神科治療の大きな柱は，精神療法と薬物療法である．

　精神療法は，患者との出会いから始まり，その後の面接でいかに聴き，治療につなげていくかという過程そのものといえる．精神療法なくして精神科治療は成り立たないといっても過言ではない．精神療法には，こうした広義の精神療法といえるものと，精神分析や認知行動療法などと個別理論に基づいた狭義の精神療法がある．

　そしてもう１つの柱が薬物療法である．精神疾患の生物学的研究が進み，有効な向精神薬が開発されてきた．とくに統合失調症や双極症の治療においては薬物療法を中心にすえることが多い．いわゆる神経症圏では精神療法の比重が大きくなるが，いずれの精神疾患においても，両治療法のバランスを意識しながら診療していくのが精神科治療の基本的な考え方である．

　特殊な治療法として，電気けいれん療法がある．自殺のリスクが切迫しているうつ病，カタトニアで身体的にも余裕がない場合などでは，きわめて有効な治療法である．通電によりけいれんさせるという手法が倫理的批判を受け，一時期衰退した．しかしその後治療機器が改良され，麻酔科医の協力のもと筋弛緩薬の使用により筋肉のけいれんを起こすことなく施行できるようになり，現在では広く行われている．

　以下，これらの治療法について解説する．

1 精神療法

　精神療法は，薬物療法と並んで精神科疾患の治療の重要な柱の１つである．精神療法を考える際に，広義の精神療法と狭義の精神療法に分けて考えるとわかりやすい．狭義の精神療法とは，後で述べるような精神分析，森田療法，認知行動療法など個々の療法名で呼ばれるもので，通常は一定の時間を確保したそれぞれの理論，技法をもって行われる．一方，広義の精神療法は，精神科医が日常的に診察時間の中で行っている患者とのかかわりの中にいつも

ある．ここではまず広義の精神療法から述べ，後に狭義の精神療法を紹介する．

1-1 広義の精神療法

　それは精神科医がはじめて患者に会うところから始まる．通常は自身の状態に自覚的に違和感や苦痛を感じて受診する．しかし精神科の場合，周囲が何らかの異常を感じて受診を勧め，本人の気が進まないままに連れてこられる受診もある．自ら受診する場合も，この程度の不安や悩みは受診理由にならないのではないか，と迷いながら来院することも少なくない．訴えがはっきりしないほど，混乱をきたしている場合もある．「漠然と生きづらいと感じている」といった訴えもある．こうした患者にどのように出会うかを考えるところから精神療法は始まっている．

　待合室で待っている様子を観察する．緊張した面持ちで入室する患者に対してていねいに挨拶をする．心持ち柔らかな表情で対応する．家族に連れて来られた患者に対しては，誰から話を聞くべきなのかと考える．どのような声質であったら患者は安心してくれるのか，どの角度に椅子を配置するかなども含めて，まずは来院した患者を受け入れる雰囲気をつくるところから始める．そして，この医師なら話せるかもしれないと感じてもらえるような対応が必要である．

　面接が始まる．質問のしかた，内容，患者の言葉をどう受け止め，どう反応するか，その行為すべてが精神療法である．まとまらない言動や話が冗長な患者に対し，どのような言葉を挟み，理解し，受け止めるか．患者によっては，初診時からひねくれた態度，姿勢で診察に臨んでくることもある．こちらがその態度を不快に感じることもあるが，それでもその奥にある患者の不安や，今までの傷つきを想像してていねいに対応すると，診察の間に患者の気持ちが和らいでくるのをみることがある．一応の診立てを説明する際においても，どこからどの程度伝えるか配慮が必要である．たとえば，患者の最初の訴えは不眠であったとしても，話を聞くうちに被害妄想が認められ統合失調症を疑うということもありうる．「隣の家の人に悪口をいわれている，そのために心配で眠れない」という訴えがあるとする．この場合，診断は統合失調症であり，その訴えは妄想であるといってしまっては，患者は怒って帰ってしまうかもしれない．患者にとってできごとは事実であり，つらくて来院したのにと，そこでまた自分の気持ちが取り残されることになるからである．まずは患者の訴えに沿ってその不安を聞き，眠れない悩みを十分に聞いて，「眠れるようにしましょう」という言葉とともに，関係をつくっていきながら，向精神薬を処方していくことが必要となる．処方する際の説明も同じである．この薬が何のために処方され，どのように効いていくのか，その

説明のしかたもまた精神療法的なものとなる可能性がある．患者が薬物療法に対する不安を治療者に伝えられる関係性が必要である．

　診察の終わりには，質問や言い残したことがないかを尋ねることも忘れてはならない．とくに初診の時には緊張が強く，話したかったことをいえないままに終わることも少なくない．その場で質問がなかったとしても，そのように聞いてもらえたことが心のどこかに残っていれば，この治療者には質問してもよいという安心感が残るであろう．

　初診以外では，精神科医の診察時間は平均して5〜10分程度の短いものとなることが多いが，その短い時間の中でも上記のような配慮がなされていれば，精神療法としての意味をもつと思われる．そのため1回1回の診察を大事にして，ていねいに真摯に患者と接することが必要である．とはいえ，もちろん緊張を保ち続けることは難しく，思わぬ失敗をしたり，またよかれと思って発した言葉や配慮であっても，相手や状況によっては，逆に相手を傷つけてしまうことがある．こちらが気づいたことを伝えるタイミングを間違えることもある．自分が発した言葉を，相手がどんな表情で受け止めるか，次に来た時に前回との微妙な手応えの違いはないかなどを観察し，間違えたと思ったら，自分のしたことの影響を考えて，その間違いや，与えてしまったずれをどのように修正し患者からの信頼につなげていくかを考え続け，柔軟に対応し，患者の心を汲んでいくことが必要である．こういったことが広義の精神療法である．

　以上が精神科医が患者に対して行う広義の精神療法であるが，看護師が患者にどのようにかかわっていくかにも共通の要素があると思われる．患者は病を抱えながらそれぞれの価値観，背景をもつ人生を生きている．医療従事者はそれをふまえて，患者が病気を抱えながら生きることをケアしなければいけない．そこには信頼や安心が必要である．外来や病棟において，患者が信頼できるような振舞いとは何かを考えてほしい．服装，声のかけ方，表情など，自分の行いが相手にはどのように映るのかを意識するとよいであろう．医師との間をつなぐことも，看護師の役割である．たとえば，病棟で医師が手術の説明をする．その際，医師側に座るのか，患者側に座るのか，ということも重要である．患者寄りに座り，患者をサポートする存在であることが伝わると，患者は目の前の説明に集中でき，看護師の支えを感じることで，自分の気持ちをその場に出せるかもしれない．病室を訪れ，表情を観察する．今行われている医療に不満や不信がないか，それをつかめるのは看護師であることが多い．看護師が，検査などで一緒に移動する時や，病室でリラックスした際に，はじめて表せる気持ちがある．そこに目をやり，耳を傾けることでよりよい医療を提供できることにつながりうる．

　こうした広義の精神療法の基本的な態度を支える技法に**支持的精神療法**がある．支持的精神療法とは，患者の奥深くにある葛藤に触れることなく，そ

の人のもつ社会に適応していこうとするやり方を支えていくことである．広義の精神療法で述べたことと重なるが，具体的には，まず患者のつらさにしっかりと耳を傾け，患者を非難したり，批評することなく，十分に患者の立場に立って話を聞くことである．それは，患者が自分のことに関心をもってくれていると安心できる状況を作り出すことである．そして，患者が抱える問題に対して，心理教育をしたり，時には助言を与える．勇気づけ，できたことに対しては一緒に喜ぶこともある．抑うつ状態で働けない時に，経済的に厳しい状況にあれば，働きたい気持ちを支えながらも，まずは医療費の軽減を受けられる自立支援医療の情報を与えたり，生活保護の導入をするなどのケースワーク*を優先させる．医師と患者が治療を行っていくパートナーであるという姿勢である．これは，精神科に限らず，身体疾患を抱える他の科においての医師，患者関係においても必要とされるかかわり方である．

次に狭義の精神療法について述べるが，どの療法の根幹にも支持的かかわりが流れており，これがあってはじめて狭義の精神療法が成立していく．

> ***ケースワーク**
> 生活のうえで精神的・肉体的・社会的な困難を抱える個人や家族にかかわり，その問題を解決できるように援助する方法．

1-2 狭義の精神療法

A 精神分析（精神分析的精神療法）

精神分析は20世紀のはじめにフロイト（Freud S）により創始された精神療法であり，心には意識的な心，無意識的な心があるという考えをもとにしている．無意識とは通常では意識されない心的内容のことである．精神分析は，ある一定の決められたやり方で，分析家と患者が交流することにより，その無意識の内容を体験し理解していくことである．

日本では，精神分析を実践する精神分析家は少なく，時間や費用の問題もあり，それを受けている患者数も少ない．しかし，精神療法を語るうえで，精神分析から生まれてきた用語は多く，あらゆる精神療法のもとになっているため，治療の流れに従ってここに紹介する．

1）設定

精神分析では設定が非常に大事であるといわれている．

ほぼ50分くらいのセッションを週に4〜5回もつ．週に1〜3回の場合は，精神分析的精神療法と呼ばれ厳密には精神分析とは区別される．夏休みや冬休みなど，定期的な休みを挟む．通常の面接と異なり，治療者と患者は対面しない．患者はカウチ（ソファやベッドのようなもの）に横たわり，分析家は互いの表情がみえない位置に座る（**図Ⅱ-3-1**）．1回のセッションの料金を分析家との間で決めて基本的には休んでも支払いをする．これは，その時間を分析家が確保していることに対して支払われる．

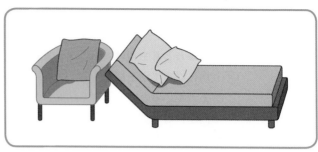

図Ⅱ-3-1　分析家の座る椅子（図中の左）とカウチ（図中の右）

2）自由連想

　患者は「頭に浮かんだことを何でも話してください」といわれる．これは自由に話題を選ぶということではなく，頭に浮かんだことは吟味せず全部ということを意味する．

3）抵 抗

　分析は無意識を理解しようと取り組む．しかし意識の中にあると苦しいなど，何らかの理由があって無意識となっている．そのため自由連想を開始した際，無意識に閉じ込められた事柄に近づくと，何も話すことが浮かばないといったり，無自覚に話をそらしたり，向き合わないようにしてしまう．その心の動きを抵抗という．

4）転 移

　患者の治療者に対する関係のもち方は，患者の過去の対人関係の形をとりやすい．これを転移という．看護師が患者に向ける思いにも存在する．たとえば白髪の老人患者に自分の父を感じて無意識に特別に親切にしてしまう，逆に父親との関係が複雑なものであると，患者に対して無意識に冷たい対応をとっていることもある．

5）行動化

　精神療法は言葉のやりとりで行われる前提であるが，実際は，患者が立ち上がって部屋を出ていくこともあれば，治療者の言葉に傷ついて，それを言葉にする代わりにキャンセルする，物を投げることもある．これを行動化という．

　精神分析は設定のもとで起こる抵抗，転移，行動化などそこで現れてくることを治療者が理解し，それをもとに患者と交流を続け，自分を苦しめている生き方に変化を与えることを治療としては目指している．フロイトの理論は批判されつつ継承され，さまざまな分派を生み発展している．

B 森田療法

　森田療法は日本で生まれた精神療法である．創始者が精神科医，森田正馬であるために「森田療法」といわれている．1874年に生まれた森田は，自分が「神経衰弱」と診断され治療を受けていた．そういった自分の悩みから精神科医を目指し，自らの経験を生かして治療に取り組んでいった．もともとは，たとえば自分の体調の乱れや不快な感覚に過敏でいつも不安に思っている人や，人前での失敗を恐れる対人恐怖など，不安や恐怖の対象がはっきりした人を治療の適応としていた．最初は森田が森田自身の家を開放し，数十日間滞在させ治療を行った．森田療法は臥褥期，軽作業期，重作業期，社会復帰期の4期に分けて進められる．

1）臥褥期

　はじめの1週間，3度の食事と排泄以外はただ寝て過ごすということから始める．ほかの患者と話すことも禁止される．最初のうちはいろいろと考えてつらくなったり不安になったりするが，禁止されているのでその感情から逃げるわけにはいかない．そうしているうちに何日も寝ていることしかできないので早く起きて体を動かしたくなる．

2）軽作業期（約1週間）

　ほかの患者と協働しての簡単な掃除などの軽作業を始める．グループで取り組むことで不安が強くなることはあるが，すべきことをするように伝えられる．またこの時期に日記の記載と治療者との面接が開始される．

3）重作業期（2〜3ヵ月）

　引き続きグループで，さまざまな役割に取り組む．畑や園芸など仕事の量も，幅も広がる．定期的にミーティングを開き，作業方針を話し合う．自主的に取り組む．責任ある立場を経験する．

4）社会復帰期（約1ヵ月）

　退院後の生活を視野に入れて過ごす．職場や学校に戻る準備をしたり，外泊を増やしていく．

　退院して終わりではなく，その後も日記や外来通院を続ける．日記は，その日にしたことや，考えたことを書き，それを治療者に渡しコメントをもらう．日記を介して語り合い，自己理解を深める．また書くことによって不快な感情を受け止めようとすることになる．つまり治療のゴールは，不安や恐怖をどうにか取り除こうととらわれることではなく，不安や恐怖など，さまざまな感情をもっている「あるがまま」の自分をそのままとらえられ，受け入れられるようになることである．

　もともとは入院が基本であったが，最近は外来療法も行われるようになり，さらには，通信療法，自助グループへの参加などの治療法も加わった．

その適応も限定された不安や恐怖に対してだけでなく，抑うつ状態，ひきこもり，緩和医療などにも広がっている．

C 内観療法

内観療法は，森田療法同様に日本で生まれた精神療法の1つである．奈良の一人の僧侶，書家でもあった吉本伊信が，浄土真宗の一派に伝わる精神修養法を改良し，1941年頃には自己修練法として普及したことに始まる．1960年頃には矯正教育*界で普及し，刑務所や少年院で「内観法」が実施された．1970年頃には，精神療法として「内観療法」という言葉が使われるようになった．

吉本によれば「内観」とは，「内を観る」ことで，それは「己れを知る」近道ということである．その方法は，患者は一人部屋の壁に面して半畳ほどの空間に座り，たとえば（お母さんに）「してもらったこと」「して返したこと」「迷惑をかけたこと」を自分の内を観て調べる．治療者が1〜2時間おきに来て，その内容を患者に聞く．過去から3年くらいずつに分けて，その対象は両親から祖父母，同胞など自分と関係の深かった人を対象にして，上の3項目について順に思い起こしていく．これはたとえば，お母さんはどういう人か，ということを質問されるのではなく，お母さんに対して，自分がどうであったかということを尋ねられているのであるが，これがなかなか難しいことである．思い出すだけでも大変である．そのため，返答によっては，もう一度考えてくださいといわれる．そういったことを睡眠，洗面，入浴，排泄などを除き1週間続ける．これを集中内観という．こうすると，たとえば周囲に不平不満で怒っていた非行少年が，周りの愛情に気づいて涙を流したりする．しかし残念ながらその効果は長くは続かない．そのため集中内観が終わっても1日に1時間くらいの日常内観を継続することが望まれる．

この治療は，不安症や摂食症，アルコール依存症などが適応になる．また治療としての精神療法以外に教育，精神修行，自己啓発，夫婦関係の改善などにも効果があるといわれている．ただし，人によっては抵抗感を強く抱く療法でもあるかもしれない（図Ⅱ-3-2）．

D 行動療法

行動療法とは条件反射理論，オペラント学習理論などの学習理論に基づいて，人間の行動を変容させようというものである．学習理論とは，人間の行動はすべて学習の結果であるという考え方で，行動療法は，不適応な行動は過去の誤った学習の結果と考え，再学習によってより適応的な行動に変えていくというものである．さまざまな理論をもとにさまざまな技法が考え出さ

---

*矯正教育
少年院などにおいて，非行のような社会的不適応を起こす者に対して行う教育のこと．

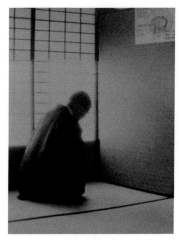

図Ⅱ-3-2　内観面接に臨む創始者の吉本伊信
［吉本伊信：口絵, 内観への招待, 朱鷺書房, 1983 より許諾を得て転載］

れている. いくつかの技法を紹介する.

条件反射理論

条件反射理論といえば, 「パブロフ (Pavlov) の犬」の実験が有名である.
　①犬に食べ物（無条件刺激）を与えると, 生理的唾液（無条件反射）が出る.
　②食べ物を与える時にいつもベルの音（条件刺激）を聞かせるようにする.
　③ベルの音だけで唾液（条件反射）が出るようになる.
この理論が曝露法(エクスポージャー法)や嫌悪療法の基礎になっている.

1）曝露法

強い不安や恐怖から逃げずに, それに直面することで, その状況に対する不安や恐怖反応が徐々に軽くなるという考え方である. 条件の刺激と, 安全が繰り返され, 新しい記憶が上書きされる. たとえば, あるものに触ると手を洗わずにいられないという強迫行為の例であれば, あるものに触っても手を洗わずに我慢する. すると強い不安が起こってくる. しかしそこであえて手を洗わないでいる. 徐々に不安が弱くなることが経験される. それを繰り返し行っていくというものである.

2）嫌悪療法

好ましくない行動を変えるために, 不快な刺激を条件反応にする方法である. たとえばアルコール依存症患者に抗酒薬（酒を飲むと気分がわるくなる薬）を用いて, 酒を飲む行為をやめさせようというものである.

オペラント学習理論

　オペラント学習とは，行動を，何かを得るための「道具」と考えることから，道具的条件付けと呼ばれている．自発的な行動をとることによって，結果起こったこと（刺激）に応じて，その自発的な行動の頻度が変化するという学習の仕組みをいう．空腹の猫を箱の中に入れておき，箱の外に餌を置いておく．猫は何とかそれを手に入れようと，箱の中にある装置をいじり，偶然箱の中の紐を引き，扉を開けて餌を食べることができる．これを繰り返すことにより，猫は箱の中の紐を引けば餌を食べられると学習し，好きな時に紐を引くようになるというものである．この理論がトークン・エコノミー法やシェービング法ほか，さまざまな技法の基礎になっている．

1) トークン・エコノミー法

　何か望ましい行為をした場合，報酬を与えるというもの．たとえば，片づけが苦手な子どもに，片づけをしたらシールを1枚与える．シールが10枚たまったら好きなお菓子を買える．その繰り返しで片づけができるようにしていくというものである．

2) シェービング法

　これは目標となる行動ができるようになるために，その行動を小さなステップに分けて，段階的に行っていく方法である．たとえば登校拒否の子どもに，①まずベッドから出る，②部屋から出る，③学校の支度をする，④靴を履く，⑤外出してみる，⑥学校の前まで行く，などのようにして，少しずつ学校に近づき，授業に出るまでにも段階を踏んでいくという方法である．

応用行動分析理論

　さらに最近は，応用行動分析理論を用いた技術が，とくに発達障害分野で用いられている．行動の理由を個人だけに求めず，周囲の環境や状況を分析して，環境を整え，また適応的な行動が増えるよう強化していく方法である．たとえば，経過観察が必要なのに来院しない患者がいたとする．「治療のために来院しないダメな人」と批判しても仕方がない．なぜ来ないか．経済的に来院することが困難かもしれない．家族が治療に批判的なのかもしれない．来院すると医師や看護師に「ちゃんと治療しないとと叱られる，嫌なところ」と病院を考えているかもしれない．日付を忘れやすい人かもしれない．その行動をさまざまに分析して対応を考える．そして環境を整え，また，それが行われた時には，患者にとって喜ばしい対応を差し出すということが必要である．時に褒めて伸ばすという言い方があるが，病棟で患者に対して何かを褒める．そのことが本人にとって本当にその後それを繰り返す動機になっているか，しっかりと分析することが重要である．いい年の大人が，「がんばりましたね」などといわれたくない，馬鹿にされている，だからやりたくない，と思うこともある．

　行動療法に関しても，他の療法にも共通するように，最初にしっかりと患

者の悩みを受容し関係をつくることが必要である．相手が安心して心を開いてくれてはじめて，訴えている悩みのどこをターゲットとするかが具体的にみえてくる．そしてその困難な取り組みを持続していくことにも，治療者，患者の関係性が大きく関与する．行動療法はとくに技法的な側面が目立つかもしれないが，それだけでは成立しないものである．治療者がその技法にある理論をしっかりと理解し，さまざまな場面でいくつもの理論を使い工夫して技法を発展させていくことが必要である．これらの技法は医学だけではなく，子育てやスポーツ，経営などさまざまな分野で使用されている．

E　認知行動療法

　認知行動療法は，認知療法と行動療法が統合されたもので，ストレスと付き合っていくために，認知を見直し行動を変容させていく，つまり考え方や行動を工夫しようという方法である．基本的には，ストレス（環境，できごと，状況，対人関係）と，患者の体験（感情，身体反応，認知，行動）が循環していくというモデルで考えていく．患者の体験について解説すると，感情とは胸の中で感じる気分で，嬉しい，悲しい，むかつくなど短い言葉で表せる気持ちのこと，身体反応とは生理的な反応で，手が震えるとか，胸がどきどきするなどである．認知とは，頭の中の考え，イメージ，自分が感じている体験で，たとえば，メールに返事が来ない時に「忙しいのかな」と考える人もいれば「嫌われているのかな」「無視された？」など，同じできごとが起きても，浮かんでくる思考は違ってくる．このような思考を認知といい，このように反射的にわれわれが浮かべる思考を「自動思考」という．さらにみつめていくと，その奥に，その人が抱えている「スキーマ」（信念）がある．これも認知である．これは，自動思考が浮かぶ元になっているようなその人が抱えている信念である．幼い頃からの経験などによってつくられてきたもので，「自分は価値のない人間である」というような信念である．これは普段は意識されず心の奥底にある．

認知行動療法の方法

　①主訴に沿って，どのような悪循環に陥っているかを理解する．たとえば，彼にメールをしたが返事が来ないというできごと（ストレス）がある．「どうしてだろう．嫌われたかな」と自動思考が浮かぶ（認知）．不安になる（感情）．そわそわする（身体反応）．もう一度メールを出す（行動）．でも返事が来ない（できごと；ストレス）．「やっぱり避けられているんだ」（認知）．不安，悲しい（感情）．涙が出る（身体反応）．多量服薬する（行動）．彼が心配して怒る（ストレス）．「嫌われた」（認知）と不安になる（感情）．落ち着かなくなる（身体反応）．リストカットする（行動）．とぐるぐる回っている．このことを治療者と患者二人で理解する．

②この悪循環には上記のように，ストレス，認知，感情，身体反応，行動と5つの要素があるが，ストレス，感情，身体反応は自分でコントロールできないため，認知と行動について考えていくことにする．たとえば，ここで扱う認知は自動思考であり，「見捨てられた」と自動的に思考してしまうことは変えられない．しかし，「彼は仕事中で，忙しいのかな」と別の思考を浮かべることはできる．行動も変えることができる．多量服薬する前に，友人と電話することも考えられる．こうして「認知」や「行動」にあれこれと工夫を重ねていき，悪循環を解消させる．これを治療者と患者で組んで行い，やがては治療者がいなくても自分でできるようにしていく．自分で自分を助けられるようになっていくのである．この療法は，本やパソコンでの指導をみながら取り組むこともできるため，職場や友人関係への軽い不安などでは自分で取り組むことができる．また病院や会社などで集団で取り組むことも可能である．ただし，何が自動思考なのか，どのような悪循環が起きているのかを理解することは，簡単なようで難しいため，生活上に困難が生じている場合は，短期的にでも専門家に相談し，一緒に取り組むことが望ましいと思われる．このように自分の思考や行動のパターンに気づいたらそれだけで悪循環を止められることも多いため，そこで治療の一区切りとすることができる．しかし，その途中で，自動思考のさらに奥にある「スキーマ」（信念）に気づくことがある．先の例でいえば，どうしてメールの返事が来ないだけで嫌われたと思うのか，ということである．その心の奥には「人は簡単に自分を見捨てる」という思い込み（信念）があるのかもしれない．その場合は，さらにそのスキーマをとらえなおしていく，という治療に発展していくこととなる．それがスキーマ療法である．

F スキーマ療法

認知行動療法は今，目の前の具体的な問題に対して使われ，症状を改善させるものであるが，スキーマ療法は，そのさらに深くにある認知，スキーマに焦点を当てるものである．つまり生きづらさのような，もともとその人が抱えている特性を変えていくものである．たとえば，「人は信じられない」というスキーマをもっていては生きづらいため，そこに焦点を当てる．このスキーマには，養育者との愛着関係や生来もっている気質が関係している．たとえば，親に愛情を十分にかけられなかったり，途中で親がいなくなった場合など「人は信じられない」「見捨てるものである」というスキーマができあがる．治療では，自分の中の記憶とそこからつくられたスキーマが何であるかに気づき，その体験からスキーマが存在しているのであって，それは現実とは違うのだということに気づくようにする．治療者は決められた枠の中で，患者の心を育て直していくよい養育者（親）の役割を果たす．そして，

患者の中の傷ついた子どもを癒したり，患者を傷つける親を撃退したり，健康的な大人の見本となることで，患者を再養育するようにかかわっていく．認知行動療法よりも深い心に触れていく療法である．

G マインドフルネス

　これは最近，瞑想法の1つとして注目されており，認知行動療法に取り入れられたり，患者のストレスの軽減やうつ病の再発防止を目的とし使用されている．日本マインドフルネス学会では，マインドフルネスを「今，この瞬間の体験に意図的に意識を向け，評価をせずに，とらわれのない状態で，ただ観ること」「"観る"は，見る，聞く，嗅ぐ，味わう，触れる，さらにそれらによって生じる心の働きをも観る，という意味である」と定義している．

　認知行動療法で述べたが，われわれは自動思考をもつ．できごとをどう受け止めるか，現実と考えとは違うことがある．どう考えるかによって，悩みから抜け出せなくなるし，自分を過度に責めたり，周りに嫌われていると感じ，将来を悲観したり，極端な考えにとらわれ生きづらくなっている．さまざまな思い込みから距離をとって，現実を見つめ直すためのアプローチがマインドフルネスである．さまざまな取り組み方があり，またこれから開発されると思われるが，ここではマーク・ウィリアムズらによってつくられたマインドフルネス認知療法の8週間のプログラムからその実践内容を紹介する．

　まずは，自動操縦に気づくことが土台とされる．たとえば朝，職場に行こうと歩いている．今日の仕事でしなければならないことを考えていたはずなのに，ふと昨日届いた友人からのメールに返信していなかったことに気づき，それに注意をとられる．本当にしたかったことは，今日の仕事の流れの確認なのに，別のことに気をとられてしまう．自動操縦されてしまっている．自動操縦されないよう，まずは，一度に1つのことだけに注意を集中させる方法を学ぶ．その1つを，「レーズン瞑想」という．これは，一人で邪魔されない場所において，レーズンを数粒用意し，まずそれを手にとり，重さを感じる．そして，まるではじめてみたかのようにみる．光の当たり方，そのくぼみによる暗さ，それからひっくり返して感触を確かめる．匂いをかぎ，手と腕の動きを感じながら口に入れる．舌がどう受け止めるか，噛まないで感じる．噛む．1回，そしてゆっくり何回か．口の中で起こっていることに気づく．口の中の動きに注意を向けながら飲み込む．余韻を味わう．それからこの間に気づいたことを書きとめる．こういう注意の払い方を，毎日の歯磨き，お茶を飲むことなどにおいてやってみる．

　次に呼吸瞑想を説明する．これにより，意識がすぐにほかへそれることに気づく．これはまず姿勢を定める．たとえば椅子に背筋を伸ばして座る．両

足裏を床につける．左右の手を膝に手のひらを上にして置くなど，意識がはっきりするような姿勢を探す．それから，自分を支えている椅子や床と触れている感覚に集中して探る．足から順に注意を向ける．何も感じないと思えばそれもそれでよい．それから全身に注意を向ける．そして呼吸をして，その時のおなかの動きなど細かく注意を向けていく．そうしていると自然と注意が離れて，さまざまなことを考えるかもしれない．それに気づき，また呼吸に戻る．大切なのはいつの間にか注意がほかにいったことに気づくことである．

マインドフルネスとは，こういった技法を使って，思考にとらわれることから解放し，思考は思考としてただできごととしてみられるようになることを目指すものである．たとえば憂うつになりやすい人は，認知行動療法で述べた悪循環にはまりやすいが，こういった技法を身につけることで，「ああ，またいつものぐるぐるにはまっているな」と気づくことができ，悪循環を手放すことができる．

行動療法も認知療法もマインドフルネスも，説明を聞くと，すぐにでもできそうな感じを受けるかもしれないが，実際に自分でそれをしていくことは難しく，やはり技法に熟練した治療者による療法を受けること，そして継続することが必要である．

H 芸術療法

芸術療法は絵画療法，コラージュ療法，音楽療法，陶芸，俳句などさまざまな表現活動を通して治療を行う精神療法である．心のうちにあるものを自由に表現できる環境をつくり，感情の緊張をゆるめ，感情を解放，発散させる．完成までの経過や完成した作品を味わうことで表現欲を満たされるという効果があるし，また表現することによって，症状や問題行動が消失することがある．言葉では表現できなかった思い（葛藤）がそこで表されることもある．それを独りでするのではなく，時間や枠組みが決められている中で，治療者に守られていることを感じながら表現し受容されるということが大切である．

基本的には，上記のように患者が表現し，治療者が見守る側となることが多いが，英国の精神分析家で小児科医でもあるウィニコット（Winnicott DW）が考案した療法に，治療者と患者が1枚の紙に交互に思いついたものを描き，二人で1つの絵を完成させるというスクィグル法がある．絵を挟んで二人の人間が交流する．とくに言葉での交流が難しい子どもを対象に用いられることが多い．

また芸術療法を集団で行う集団芸術療法もある．合唱や合奏，心理劇な

心理劇

ある特定の場面を設定し，患者が劇に参加して演じる．即興的に演じることにより，今まで意識されなかった心に気づけたり，そういった場面に対して新たな解決策をみつけられるようになる．

どもその1つである.

　誰にでも適応があるわけではなく，それをまず遊びとして楽しめることが必要であり，表現活動が苦手な人，幻覚や妄想の強い人には症状の悪化の可能性もあり適応に注意が必要である.

I 遊戯療法

　言語表現が未熟な子どもを対象とした精神療法である．いろいろな遊び道具のある遊戯室に治療者と一緒に入室して，だいたい1時間弱の時間，週一度などのペースで行われる．治療者は子どもが安心して自由に過ごせるよう許容量をもって，温かな関係をつくれるよう接する.

　時には子どもが攻撃的になったりするが，これにどう対応していけるかが大切であり，そうした経過を受け止めながらゆっくりと進むものであることを理解してそばにいる必要がある．自閉スペクトラム症や知的発達症，情緒的に不安定である子どもなどに有効であるといわれている.

J 箱庭療法

　箱庭療法は，もともとは子どもの遊戯療法の1つとして考えられたが，現在では大人の治療法としても用いられている．一定の箱があり，治療者に見守られながら，その中に人間や植物，建物，恐竜などのミニチュアを自由に置いてもらう．その箱とは，57 cm×72 cm×7 cmの大きさの箱で，中に砂が敷き詰められており，その箱の底は砂を掘った時に水が出てくるように，水色に塗られている．そのため，砂を自由に使い，そこに海を表現したり，盛り上げて山にすることもできる．この砂は乾いた砂もあれば湿った砂もある．この療法を日本に広めた心理学者の河合隼雄によれば[1]，箱の半分しか使わない人もいれば，洪水だといって，つくった箱庭に水を流してしまう人もいる．そうして言語化できない心の内を表現する．その箱の中で，戦士が銃で戦いを始めて，動物が殺されるという動作が行われることもある．それを治療者は黙ってみている．その作品に対して解釈をしていろいろいうよりも，つくることによって，その人が癒されることが大切である．人は「自己治癒」の可能性をもっている．「箱庭」は，その自己治癒の場を与えてくれる．見守っている治療者と患者の人間関係がどのようであるかも，その経過に影響を与えていく.

　これは他の精神療法でも同じことがいえる．見守られていると思われる関係性を築いたうえで，言語が発せられ，創造が行われる．その枠の中で，表現し，自己治癒が進んでいく．箱庭は用意されたミニチュアのおもちゃを置くことにより，何もないところに絵を描くなどと違い，抵抗が少なく，手を

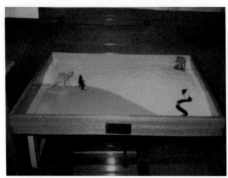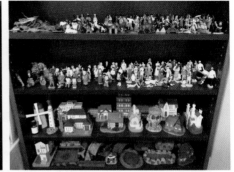

図Ⅱ-3-3　箱庭（左）とその道具（右）

つけやすいという利点がある（**図Ⅱ-3-3**）.

K　家族療法

　家族療法とは，個人ではなく家族を対象とした精神療法である．その理論や技法からいくつもの学派に分かれているが，主要な視点はシステムズ・アプローチといって，家族を1つのシステムとしてとらえて，問題を考えることである.

　家族療法では，病気になったり，問題の起きた人を，患者（クライエント）と呼ばずに identified patient（IP）と呼ぶ．これは「患者とみなされたもの」という意味で，IP は家族の問題を肩代わりして症状を表出していると考える．たとえば，父親，母親，7歳の息子がいて，息子が登校拒否を起こしている．あまり家に帰らない父親，不安定な母親など背景にはさまざまな問題，家族関係があるかもしれない．そういった表面には出ていない問題を訴えるために，代表として息子が登校拒否を起こしているという考え方である.

　さまざまな技法，学派があり，家族の問題は，家族の「悪循環」が起こすと考えたり，家族にはそれぞれの役割（たとえば母親の役割など）があるが，その境界線が曖昧になる（たとえば母が不安定なために，子どもが母親を支える）からであるという考え方もある．子どもの不登校や摂食症，アルコール依存症，夫婦関係などさまざまな問題に用いられている.

●**引用文献**
1）河合隼雄，南　伸坊：心理療法個人授業，p.122-135，新潮社，2002

2 | 薬物療法

精神科治療における薬物療法とは

　精神疾患の治療は，その疾患や病態に応じて，薬物療法，精神療法，電気けいれん療法などを組み合わせて進められる．なかでも統合失調症や気分症において，薬物療法は重要な役割を果たしてきた．近年は神経症性障害などにも適応を拡大させ，効果を示す一方で，安易な薬物療法による弊害，薬物乱用や依存などの問題も指摘されている．薬物療法の効果と副作用について理解することは，精神疾患の看護をするうえで必要不可欠なことである．

向精神薬とは

　向精神薬とは，中枢神経系に作用し精神活動に何らかの影響を及ぼす薬物の総称である．通常，精神症状の治療を目的とした薬物を「向精神薬」とし，抗精神病薬，抗うつ薬，気分安定薬（抗てんかん薬の一部も含む），睡眠薬，抗不安薬，抗認知症薬などがある．

　一方，法的には「麻薬及び向精神薬取締法」で薬物ごとに，第1種向精神薬から第3種向精神薬に分類されており，精神刺激薬，一部の鎮痛薬，一部の睡眠薬や抗不安薬が指定されている．向精神薬指定薬物については，病棟内での管理および取り扱いに注意が必要で，施錠可能な保管庫での管理や使用後のアンプル保存などに決まりがある．

向精神薬と神経伝達物質

　脳には千数百億個もの神経細胞が存在し，それぞれの神経細胞がさまざまなネットワークを形成し，情報を伝達することで精神および神経活動を行っている．その神経細胞どうしの情報伝達に介在している物質を神経伝達物質と呼んでいる．神経伝達物質には，ドパミン，セロトニン，ノルアドレナリン，アセチルコリン，γ-アミノ酪酸（gamma-aminobutyric acid：GABA），グルタミン酸などがあり，向精神薬はこれらの神経伝達物質に関与して効果をもたらす．向精神薬の主な作用と対象疾患および精神症状について**表Ⅱ-3-1**に示す．

薬剤選択と投与量

　薬剤を選択する際には，その作用機序，副作用，投与方法，治療成績などから総合的に判断し，患者と相談して決定する．通常，薬剤ごとに用法用量が定められているが，向精神薬の作用には個人差が大きく，年齢，併発する身体疾患，併用薬剤との相互作用などを考慮して，定められた用法用量よりも少ない用量で開始されることもある．安全性を考慮すると，より少量で開始する方が望ましいが，その分有効な治療用量に到達するまでに時間を要することにもなるため，症状や重症度も加味して決定することが多い．ただし抗認知症薬については，定められた用法用量で投与することがほとんどである．

表Ⅱ-3-1　向精神薬の主な作用と対象疾患および精神症状

種類	主な作用	対象疾患および精神症状
抗精神病薬	●抗幻覚妄想作用 ●鎮静作用	統合失調症，双極症，幻聴，妄想，せん妄など
抗うつ薬	●抑うつ気分改善作用 ●意欲亢進作用 ●抗不安作用	うつ病，パニック症，強迫症，社交不安症，心的外傷後ストレス症，抑うつ，不安など
気分安定薬	●抗躁作用 ●躁うつ病相予防作用	双極症
睡眠薬	●睡眠作用	睡眠障害
抗不安薬	●抗不安作用 ●鎮静催眠作用	パニック症，社交不安症，不安など
抗認知症薬	●認知機能改善作用	認知症

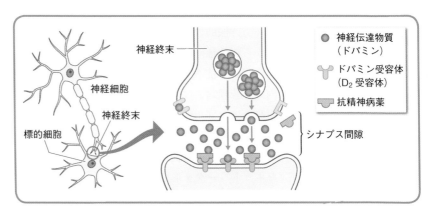

図Ⅱ-3-4　シナプス間隙と抗精神病薬の作用部位

2-1 | 抗精神病薬

A　作用機序と統合失調症ドパミン仮説

　統合失調症は中脳辺縁系のドパミン神経の過剰な興奮が関与しているという仮説があり，この神経を遮断することで抗幻覚妄想作用をもたらす薬物を抗精神病薬と呼んでいる（**図Ⅱ-3-4**）．ドパミン受容体には複数のサブタイプがあり，中でもドパミンD_2受容体が主に関与しているとされている．

　脳内には複数のドパミン神経系が存在し，中脳辺縁系のほか，中脳皮質系，黒質線条体系，漏斗下垂体系がある（**図Ⅱ-3-5**）．抗精神病薬によってドパミン系が遮断されると，それぞれの経路に影響し副作用（有害事象）として

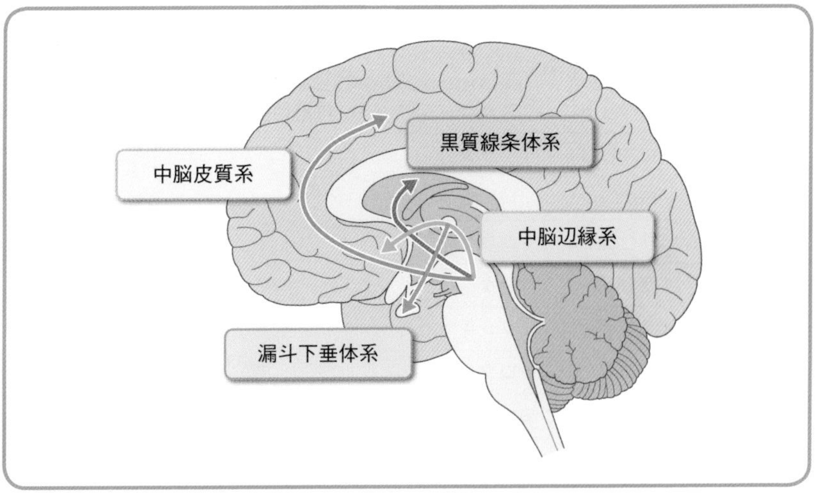

図Ⅱ-3-5 主なドパミン神経経路

現れることがある．中脳皮質系ドパミン活動の抑制により，統合失調症の陰性症状（意欲減退など）や認知機能低下が強まるともいわれている．また黒質線条体系の抑制では錐体外路症状［パーキンソン（Parkinson）症候群など］が生じ，漏斗下垂体系の抑制では高プロラクチン血症（月経不順，乳汁漏出など）を引き起こすことがある．その他，統合失調症にはN-メチル-D-アスパラギン酸（NMDA）受容体機能低下仮説など複数の仮説があるが，治療薬として開発に成功した薬物は今のところない．

B 分類

かつては錐体外路系の副作用が多い薬剤（定型抗精神病薬）が主流であったが，この錐体外路系の副作用を減弱した薬剤（非定型抗精神病薬）が次々と開発されている．近年は前者を第一世代抗精神病薬，後者を第二世代抗精神病薬と呼ぶことが多い．これらに共通するのはドパミン D_2 受容体遮断作用であるが，薬物ごとにセロトニン 5-HT_{2A} 受容体，セロトニン 5-HT_{2C} 受容体，アドレナリン α_1 受容体，ムスカリン M_1 受容体（アセチルコリン受容体の1つ）などへの作用を併せもち，また各受容体への親和性*も異なるため，薬物ごとに作用および副作用に特徴がある．また錐体外路系の副作用の減弱には，セロトニン 5-HT_{2A} 受容体が関与しているとされており，第二世代抗精神病薬はセロトニン 5-HT_{2A} 受容体遮断作用を強くもつものが多い．

第二世代抗精神病薬の中でも，ドパミン D_2 受容体遮断作用とセロトニン 5-HT_{2A} 受容体遮断作用が中心の薬物をセロトニン・ドパミン遮断薬（serotonin-dopamine antagonist：SDA），ヒスタミン H_1 受容体やムスカリン M_1

＊親和性
結合しやすさ．

表Ⅱ-3-2　**主な第二世代抗精神病薬と受容体プロフィール**

分類	一般名（主な商品名）	効果と特徴	受容体プロフィール
SDA	リスペリドン（リスパダール®）	抗幻覚妄想作用	ドパミン D_2 受容体遮断作用 セロトニン $5\text{-HT}_{2A,\ 2C}$ 受容体遮断作用 アドレナリン α_1 受容体遮断作用（ブロナンセリン除く）
	ペロスピロン（ルーラン®）		
	ブロナンセリン（ロナセン®）		
	パリペリドン（インヴェガ®）		
	ルラシドン（ラツーダ®）		
MARTA	オランザピン（ジプレキサ®）	抗幻覚妄想作用 鎮静・催眠作用	ドパミン D_2 受容体遮断作用 セロトニン $5\text{-HT}_{2A,\ 2C}$ 受容体遮断作用 アドレナリン α_1 受容体遮断作用 ヒスタミン H_1 受容体遮断作用 ムスカリン M_1 受容体遮断作用（抗コリン作用）
	クエチアピン（セロクエル®）		
	クロザピン（クロザリル®）		
	アセナピン（シクレスト®）		
DSS	アリピプラゾール（エビリファイ®）	抗幻覚妄想作用 鎮静作用少ない 抗うつ作用あり	ドパミン D_2 受容体部分刺激作用 セロトニン 5-HT_{2A} 受容体遮断作用
	ブレクスピプラゾール（レキサルティ®）		

　受容体など多数の受容体遮断作用を併せもつ薬物を多元受容体作用抗精神病薬（multi-acting receptor targeted antipsychotics：MARTA）と称する．また，これまでのドパミン D_2 受容体遮断作用とは異なり，ドパミン D_2 受容体に部分的に結合することで，ドパミンが過剰な場合は刺激遮断として作用し，少ない場合はドパミン伝達を刺激し，ドパミン伝達を調節するという薬物をドパミンシステムスタビライザー（dopamine system stabilizer：DSS）もしくはドパミン受容体部分作動薬（dopamine partial agonist：DPA）と呼んでいる．主な第二世代抗精神病薬と受容体プロフィールを**表Ⅱ-3-2**に示す．

C　治　療

　統合失調症治療において，抗精神病薬は単剤治療が原則であるが，効果不十分などでやむをえず多剤併用となることもある．日本では多剤大量投与が広く行われた歴史があるが，単剤化への取り組みが進められている．近年は第二世代抗精神病薬が主に用いられている．
　また，一部の抗精神病薬は，双極症やうつ病にも適応がある．

> **コラム** **共同意思決定**
>
> 共同意思決定（shared decision making：SDM）とは，さまざまな医療現場において，医療者側と患者側が治療の選択肢をエビデンスだけでなく，個々の価値観，好み，希望や不安などについて十分話し合い，互いにもつ情報を共有し，一緒に治療方針を決めていく手法のことである．たとえば，がん治療において，手術，化学療法，放射線療法など複数の治療選択肢がある場合，それぞれに治癒可能性，生存率，治療期間，副作用，治療後の身体や生活への影響などが異なる．それぞれの医学的情報を提供したうえで，患者や家族の生活状況や人生観なども含めて話し合い，何を大事にするかを患者自身が主体的に決定し，治療法を選択できるように医療者側は支援していく．精神科治療においても同様に，患者が自らの生活や治療を決めていけるように支援すること，主人公は患者で医療者はいわば伴走者のような存在で，ともにゴール（回復）を目指すことが推奨されている．

D 副作用

各受容体を遮断することで，それぞれ特徴的な副作用が生じる．主な受容体ごとの副作用を**表Ⅱ-3-3**にまとめた．

1）ドパミンD₂受容体遮断

①錐体外路症状

黒質線条体系ドパミン神経遮断により錐体外路症状が生じる．振戦，寡動*，小刻み歩行，仮面様顔貌などのパーキンソン症候群のほか，ジストニア（急性，遅発性），遅発性ジスキネジア，アカシジア（急性，遅発性）などがある．その特徴と対応について**表Ⅱ-3-4**に示す．なお急激な抗精神病薬の減量の際に，一過性にジスキネジアが出現することがあるが，これは離脱性（可逆性）ジスキネジアと呼ばれ，遅発性ジスキネジアとは異なる．

②悪性症候群

抗精神病薬治療中に，発熱，錐体外路症状，自律神経症状が出現する重篤な副作用である．古くは死亡率の高い疾患とされてきたが，近年は早期発見や治療ガイドラインの普及などもあって，死亡率は低下しており，おおむね数％となっている．通常は抗精神病薬開始後早期に発症することが多いが，中止後に発症した例や抗うつ薬や抗認知症薬で発症した例の報告もあり，その病態は十分解明されていない．軽症例や診断基準を満たさない不全型なども報告されており，抗精神病薬投与歴のある患者の発熱，重篤な錐体外路症状，自律神経症状を認めた際には，悪性症候群の可能性を念頭に置く必要がある．悪性症候群の診断基準[1]の一例を**図Ⅱ-3-6**に示す．

悪性症候群と診断した場合，原因薬剤の中止，悪性症候群に適応のあるダントロレンナトリウムの投与のほか，ブロモクリプチンやベンゾジアゼピン

---

*寡動
随意運動の開始に時間がかかる，動作が緩慢になること．

表Ⅱ-3-3　**主な受容体と副作用**

受容体	副作用
ドパミン D_2	パーキンソン症候群，ジストニア，ジスキネジア，アカシジア，悪性症候群 高プロラクチン血症（月経不順，乳汁漏出，性機能障害，骨粗鬆症など）
アドレナリン α_1	過鎮静（眠気），低血圧（起立性低血圧），めまい，ふらつき
ヒスタミン H_1	過鎮静（眠気），食欲亢進，体重増加
セロトニン 5-HT_{2C}	食欲亢進，体重増加，耐糖能異常，脂質代謝異常
ムスカリン M_1 （抗コリン作用）	認知機能低下，口渇，鼻閉，かすみ目，便秘，麻痺性イレウス，排尿障害，頻脈
その他	不整脈，QT 延長，静脈血栓塞栓症，脳波異常，けいれん閾値低下

表Ⅱ-3-4　**ジストニア，ジスキネジア，アカシジアの特徴と対応**

	急性ジストニア	遅発性ジストニア	遅発性ジスキネジア	アカシジア（静坐不能）
発症時期 （投薬後）	数時間〜数日後	数ヵ月〜数年後	数ヵ月後	急性：数時間〜数週以内 遅発性：数ヵ月後
疫学	若年者，男性に多い	難治例多い	高齢者に多く，難治例多い	遅発性：難治例多い
主な症状	●眼球上転 ●眼瞼けいれん ●舌突出 ●痙性斜頸	●痙性斜頸 ●体幹部捻転や側彎 　（ゆっくりと反復的 　な運動や異常姿勢）	●不規則な不随意運動，舌や下顎 　に多い（モグモグ動作，舌を突 　出させては引っ込める動作） ●四肢・体幹アテトーゼ様運動	●じっとしていられない ●下肢中心のムズムズ感 ●歩行で軽減 ●不快気分，不安焦燥，イライラ
対処法	●抗精神病薬の減量および変更 ●抗コリン性パーキンソン病薬，ベンゾジア 　ゼピン系抗不安薬の併用（遅発性は効果薄）		抗精神病薬の減量および変更	●抗精神病薬の減量および変更 ●ベンゾジアゼピン系抗不安薬， 　抗コリン性パーキンソン病薬， 　β遮断薬の併用
留意点	急性咽喉頭ジストニアは咽頭喉頭狭窄を引き 起こし，突然の呼吸困難や発声障害を呈し， 気道閉塞により生命にかかわることあり		経口摂取困難となることあり	精神症状の悪化ととらえられて しまうことに注意 自傷や暴力行為にいたることあり

受容体作動薬の投与を考慮する．また対症療法として冷却や補液などを行い，横紋筋融解症などの合併症の対応をすみやかに行い，急性腎不全の併発を予防する．その他，誤嚥性肺炎，消化管出血，静脈血栓塞栓症，廃用症候群や褥瘡などをしばしば合併することに留意する．

③高プロラクチン血症

漏斗下垂体系ドパミン神経遮断により，下垂体前葉からプロラクチンが過剰に分泌される．抗精神病薬の不可避な副作用と考えられてきたが，ドパミン D_2 受容体への作用が一過性である薬物（たとえば，クエチアピン）やアリピプラゾールのような部分作動薬では発症率が低い．第二世代抗精神病薬の中でも，リスペリドンは第一世代抗精神病薬よりも高プロラクチン血症の発症率が高いとされており，必ずしも第二世代抗精神病薬が第一世代抗精神

発熱	ほかに原因がなく口腔内体温 37.5℃以上
錐体外路症状	下記のうち2つ以上 1）鉛管様筋強剛　2）歯車現象　3）流涎 4）眼球上転　5）後屈斜頸　6）後弓反張 7）咬痙　8）嚥下障害　9）舞踏病様運動 10）ジスキネジア　11）加速歩行　12）屈曲伸展位
自律神経機能不全	下記のうち2つ以上 1）血圧上昇（通常より拡張期圧が 20 mmHg 以上） 2）頻脈（通常より 30 回／分以上増加） 3）頻呼吸（25 回／分以上） 4）著明な発汗 5）尿失禁

確定診断：上記3項目すべて満たす
過去の症例の場合，上記2項目を満たし次のうち1つ存在すれば悪性症候群の可能性が強い
　　A）意識障害（せん妄，昏迷，昏睡）　B）白血球増多　C）CPK 上昇

図Ⅱ-3-6　悪性症候群の診断基準の一例

［Pope HG Jr, Keck PE Jr, McElroy SL：Frequency and presentation of neuroleptic malignant syndrome in a large psychiatric hospital. American Journal of Psychiatry 143（10）：1227-1233, 1986 より筆者が翻訳して引用］

病薬に比べ優位というわけではない．高プロラクチン血症により，女性では月経不順，無月経，卵胞発育障害などが，男性では精子形成能や運動能低下が起きる．乳汁漏出や性機能障害が生じることもあり，また長期的には骨粗鬆症につながるおそれも指摘されている．

2）アドレナリンα₁受容体遮断

アドレナリン α_1 受容体は中枢神経系において覚醒系ニューロンである．これを遮断すると，興奮状態では鎮静作用となるが，効果が強すぎると過鎮静（眠気）につながる．末梢神経系では血管収縮などに関与しており，血圧低下や起立性低血圧を引き起こし，めまい，ふらつきなどの原因となる．薬剤の変更や昇圧薬の併用のほか，急激な体位変換や起立歩行を避けるなどの日常生活指導も役に立つ．

3）ヒスタミンH₁受容体遮断

ヒスタミン H_1 受容体は中枢神経系において覚醒系ニューロンであり，過鎮静（眠気）を生じることがある．また食欲中枢に影響を及ぼし，食欲を亢進させる．体重増加，さらに耐糖能異常や脂質代謝異常につながる．

4）セロトニン 5-HT₂c受容体遮断

食欲亢進のほか，インスリン分泌への影響や脂質代謝異常などが指摘され

ている．耐糖能低下やインスリン抵抗性が引き起こされ，糖尿病の発症につながることがある．第二世代抗精神病薬では，その受容体プロフィールから，肥満やメタボリックシンドロームが問題となっており，心血管系イベントへ進展する要因ともなる．なおオランザピンとクエチアピンは糖尿病および糖尿病の既往（きおう）のある者には禁忌となっている．食事指導や運動療法などを行いながら，定期的な体重測定や代謝系のモニタリングが推奨される．

5）ムスカリンM₁受容体遮断（抗コリン作用）

ムスカリン M_1 受容体遮断作用は一般的に抗コリン作用と称される．中枢性の抗コリン作用によって認知機能低下や眠気が引き起こされる．

末梢性抗コリン作用はさまざまな症状を引き起こす．末梢性の副作用を生じた場合のマネジメントや観察ポイントを**表Ⅱ-3-5**に示す．

6）その他の副作用

①QT延長

抗精神病薬の中には用量依存性にQT間隔を延長させる薬物がある．QT延長症候群は，トルサード・ド・ポワント（torsades de pointes）などの致死性心室性不整脈の危険因子となる．いったん不整脈を起こしてしまうと致死的であるため，服薬開始後や増量後には必要に応じて心電図検査を行い，異常を認めたらすみやかに原因薬剤の中止を考慮する．薬剤変更がなくても薬剤相互作用や加齢によってQT間隔が延長することもあるので，リスクの高い薬物の場合は定期的な心電図検査が望ましい．

②静脈血栓塞栓症

抗精神病薬投与中の静脈血栓塞栓症（深部静脈血栓症／肺血栓塞栓症）の報告が相次ぎ，国内ではすべての抗精神病薬の添付文書に重大な副作用として「肺血栓塞栓症，深部静脈血栓症」が追記された．抗精神病薬の直接的な薬理作用により血栓傾向となるのかは明らかになっていない．薬剤による過鎮静での不動化や肥満など複数のリスク因子が絡んで発症するのではないかとされている．重篤な肺血栓塞栓症は突然死の原因となるため，注意が必要である．

③けいれん閾値（いきち）低下

一部の抗精神病薬は，けいれん閾値を低下させ，時にけいれん発作を誘発する．クロルプロマジンやゾテピンが高リスク薬物とされ，第二世代抗精神病薬でもMARTAタイプでは，比較的リスクが高いとされている．

表Ⅱ-3-5 末梢性抗コリン作用への対応と留意点

症状	対応と留意点
口渇，口腔乾燥	シュガーレスガムなどの利用や水分摂取．漢方薬を試みることあり 唾液減少によるう歯，口渇による多飲水に注意
かすみ目，ドライアイ	症状強ければ点眼薬を考慮．眼圧上昇，緑内障に注意
便秘	適度な運動や食習慣の見直し．下剤や漢方薬などの併用 刺激性下剤の漫然とした使用は慎む（耐性化）．麻痺性イレウス，巨大結腸症に注意
排尿障害	コリン作動薬などの併用．尿閉，溢流性尿失禁に注意．水腎症を起こすこともある
頻脈	β遮断薬の併用を考慮

＊原則的には抗コリン薬の減量・中止（抗コリン性パーキンソン病薬併用時）や抗コリン作用の少ない抗精神病薬への変更を行う．

臨床で
役立つ知識 **誤嚥性肺炎**

　一般的に誤嚥性肺炎は高齢者に多い疾患であるが，抗精神病薬治療中にも比較的多くみられる身体合併症の1つである．嚥下反射や咳反射には神経伝達物質であるサブスタンスPが関与しているが，黒質線条体系のドパミンを遮断すると，サブスタンスPが低下し，嚥下反射や咳反射が低下する．そのため，気道に異物や唾液が流れ込んでも防御機能である咳反射が起きず，「むせない誤嚥（不顕性誤嚥）」につながる．また薬剤性の過鎮静も誤嚥のリスクを高め，とくに夜間入眠中の不顕性誤嚥を引き起こす．食事の際にむせるかどうかのみでは誤嚥のリスクは判断できない．日中の食事の様子からは嚥下に問題がないようにみえても，誤嚥性肺炎を発症したら，抗精神病薬の副作用かもしれない．

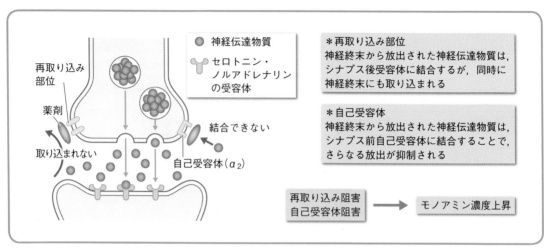

図Ⅱ-3-7 抗うつ薬の作用部位

2-2 抗うつ薬

A 作用機序とうつ病モノアミン仮説

　うつ病では，神経伝達物質であるモノアミン（ドパミン，ノルアドレナリン，セロトニン）の減少が関与して発症するという仮説があり，シナプス間隙におけるモノアミン濃度を上昇させることで抗うつ作用をもたらす薬物を抗うつ薬と呼んでいる（**図Ⅱ-3-7**）．しかし，モノアミン仮説単独で説明することは困難であり，抗うつ薬がシナプス間隙のモノアミン濃度上昇のみならず，細胞内情報伝達に影響し，核内情報伝達や遺伝子レベルの変化をもたらすなど，さまざまな仮説も存在する．

B 分類

　抗うつ薬は，セロトニンやノルアドレナリンの再取り込み阻害作用を主な作用機序とし，三環系抗うつ薬（tricyclic antidepressant：TCA），四環系抗うつ薬，選択的セロトニン再取り込み阻害薬（selective serotonin reuptake inhibitor：SSRI），セロトニン・ノルアドレナリン再取り込み阻害薬（serotonin noradrenaline reuptake inhibitor：SNRI），ノルアドレナリン作動性・特異的セロトニン作動性抗うつ薬（noradrenergic and specific serotonergic antidepressant：NaSSA），セロトニン再取り込み阻害・セロトニン受容体調節モジュレーター（serotonin reuptake inhibitor/receptor modulator：S-RIM）などに分類される．TCAは最も古い抗うつ薬で，その化学構造の特徴から「三環系」と名付けられた．上記の再取り込み阻害作用を主作用と

表Ⅱ-3-6　**主な抗うつ薬の特徴と受容体プロフィール**

分類	一般名（主な商品名）	特徴	主な受容体
TCA	イミプラミン（トフラニール®） クロミプラミン（アナフラニール®）	重症例に用いることあり 抗コリン作用強い 過量服薬で致死的 点滴製剤（クロミプラミン）あり	セロトニン再取り込み阻害作用 ノルアドレナリン再取り込み阻害作用 アドレナリン α_1 受容体遮断作用 ヒスタミン H_1 受容体遮断作用 ムスカリン M_1 受容体遮断作用（抗コリン）
SSRI	フルボキサミン（ルボックス®, デプロメール®） パロキセチン（パキシル®） セルトラリン（ジェイゾロフト®） エスシタロプラム（レクサプロ®）	不安症状への作用強い 不安症群への適応あり 副作用少ない 一部薬剤で相互作用注意	セロトニン再取り込み阻害作用
S-RIM	ボルチオキセチン（トリンテリックス®）	不安症状の作用強い 副作用少ない	セロトニン再取り込み阻害作用 セロトニン $5\text{-}HT_{1A}$ 受容体刺激作用
SNRI	ミルナシプラン（トレドミン®） デュロキセチン（サインバルタ®） ベンラファキシン（イフェクサー®）	慢性疼痛への効果あり 副作用少ない	セロトニン再取り込み阻害作用 ノルアドレナリン再取り込み阻害作用
NaSSA	ミルタザピン（レメロン®, リフレックス®）	睡眠改善作用 食欲増進作用	アドレナリン α_2 受容体遮断作用 ヒスタミン H_1 受容体遮断作用
その他	トラゾドン（レスリン®, デジレル®）	睡眠改善作用 SSRI性不眠に使用される	セロトニン再取り込み阻害作用 セロトニン $5\text{-}HT_{2A}$ 受容体遮断作用 アドレナリン α_1 受容体遮断作用

するが，ヒスタミン H_1 受容体遮断作用，アドレナリン α_1 受容体遮断作用，ムスカリン M_1 受容体遮断作用なども併せもつため，さまざまな副作用も生じてしまうことが問題であった．これら副作用を軽減するように開発されたのが，SSRI，SNRI などである．厳密には，SSRI の中でもムスカリン M_1 受容体遮断作用をもつ薬物もあるなど受容体プロフィールにも若干の差異はあるが，TCA と比較し軽微であり，副作用は少ない．主な抗うつ薬と特徴について**表Ⅱ-3-6** に示す．

C　治療

　うつ病における抗うつ薬治療は単剤が原則であり，SSRI，SNRI，NaSSA または S-RIM が第一選択薬とされる．うつ病に対する一般的な抗うつ薬治療の流れを**図Ⅱ-3-8** に示す．再燃・再発を繰り返すこともあり，また寛解率

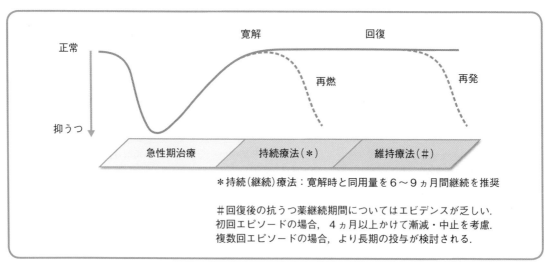

図Ⅱ-3-8　うつ病における抗うつ薬治療の流れ

も十分とはいえず，抗うつ薬の併用療法や一部の抗精神病薬などを併用する増強療法も行われる．

また，うつ病以外にもパニック症，強迫症，社交不安症といった神経症性障害に分類される疾患にも使用される．

> **もう少しくわしく**
> ### 神経伝達物質と精神症状
>
> いくつかの神経伝達物質は精神症状との関連が示唆されている．ノルアドレナリンは意欲や興味・関心に関連し，セロトニンは食欲や性欲，不安や気分と関連し，ドパミンはモチベーションや快感と関連するのではないかとされている．重なり合う部分もあり単純ではなく，またあくまで仮説であるが，抗うつ薬を選択する際に参考にすることもある．

D　副作用

抗うつ薬の効果発現には通常数週程度かかるとされているが，副作用は投与開始直後から出現するため，しばらくは副作用のみが生じてしまうことがある（**図Ⅱ-3-9**）．そのため治療の自己中断につながることもあり，注意が必要である．

セロトニンやノルアドレナリン再取り込み阻害作用によるセロトニンおよびノルアドレナリン濃度上昇によって，刺激過剰により副作用が生じるほか，各受容体への遮断作用がそれぞれ特徴的な副作用として生じる．主な作

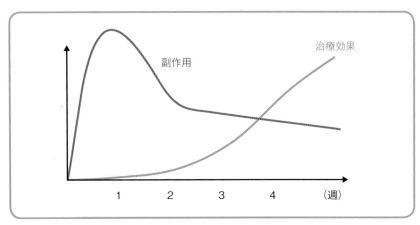

図Ⅱ-3-9 抗うつ薬の治療効果と副作用の時間的関係

表Ⅱ-3-7 主な作用機序および受容体と副作用

作用機序	副作用
セロトニン受容体刺激作用 （セロトニン再取り込み阻害）	消化器症状（悪心，下痢），頭痛，不安焦燥，不眠，性機能障害，アカシジア，セロトニン症候群，賦活症候群，中止後症候群
ノルアドレナリン受容体刺激作用 （ノルアドレナリン再取り込み阻害）	頻脈，血圧上昇，動悸，頭痛，尿閉
アドレナリン α_1 受容体遮断作用	過鎮静（眠気），低血圧（起立性低血圧），めまい，ふらつき
ヒスタミン H_1 受容体遮断作用	過鎮静（眠気），食欲亢進，体重増加
ムスカリン M_1 受容体遮断作用 （抗コリン作用）	認知機能低下，口渇，鼻閉，かすみ目，便秘，麻痺性イレウス，排尿障害，頻脈
その他	不整脈（TCA），QT 延長（TCA，エスシタロプラム）

用機序ごとの副作用を表Ⅱ-3-7にまとめた．

1) セロトニン刺激症状

　主な症状と対応および留意点について，**表Ⅱ-3-8**に示す．

2) ノルアドレナリン刺激症状

　心血管系へ作用し，頻脈，血圧上昇を起こすことがある．また尿道のアドレナリン α_1 受容体刺激作用により尿道内圧が上昇し，排尿障害をきたすことがある．とくに前立腺肥大症のある場合には注意が必要である．

3) その他

　各受容体遮断による副作用については「抗精神病薬」で述べた．TCA は心臓に作用し，QRS や QT 延長を起こすことがあり，とくに過量服薬の際には致死的となるため，一定時間のモニタリングが必須である．エスシタロプラムは用量依存性に QT 間隔を延長するとされている．

表Ⅱ-3-8　セロトニン刺激による主な症状と対応および留意点

症状	特徴，対応，留意点
消化器症状 （悪心，下痢）	消化管のセロトニン5-HT$_3$受容体刺激による．投与開始数日後がピークで徐々に軽減する．一時的に制吐薬［ドンペリドン（ナウゼリン®）など］を併用
賦活症候群	投与開始後数週以内に生じる．不安焦燥，パニック発作，イライラ，衝動性亢進，自傷行為にいたることもある．一時的に抗不安薬や抗精神病薬（セロトニン遮断作用をもつ）を併用
不眠 夜間ミオクローヌス	脳幹部セロトニン刺激による．投与開始後の一過性ではないことも多い セロトニン遮断作用をもつ薬剤を併用［トラゾドン（レスリン®）など］
性機能障害	複数の作用機序が想定．原因薬剤の減量もしくは変更
セロトニン症候群	急激な脳内セロトニン濃度上昇による．開始初期，過量服薬，併用薬との相互作用が発端となることが多い．発熱，錯乱・興奮，自律神経症状（頻脈，血圧上昇，発汗，振戦，下痢），神経症状（腱反射亢進，ミオクローヌス，失調）を呈し，集中治療を要することもある
中止後症候群	服用中止後数日より，めまい，頭痛，悪心，イライラ，倦怠感などが生じる．パロキセチンで多い．軽症であれば時間経過とともに軽快する．中等度以上では抗うつ薬を減量して再開し，さらに慎重に減量中止する

2-3 | 気分安定薬

　気分安定薬とは，双極症の治療で使用される薬物であるが，躁状態の改善，うつ状態の改善，維持期における再発予防に効果のある薬物の総称である．なお薬物ごとに，これらの治療効果には差異がある．一般的には炭酸リチウムと一部の抗てんかん薬を気分安定薬と呼ぶことが多いが，抗精神病薬（オランザピン，アリピプラゾールなど）もエビデンスが蓄積され，双極症の治療に用いられるようになっている．

　双極症において，炭酸リチウム，バルプロ酸ナトリウム，カルバマゼピンは，薬物血中濃度の測定が保険診療で認められており，血中濃度をみながら用量設定を行うのが通常である．とくに炭酸リチウムは治療域と中毒域の幅（安全域，p.39参照）が狭く，定期的なモニタリングが推奨されている．

A 炭酸リチウム

作用機序

　半世紀以上の歴史があるが，いまだに作用機序は十分わかっていない．細胞内情報伝達系に作用し，神経保護作用や可塑性*を促進することが関係しているのではないかとされている．

＊可塑性
外界からの刺激に対して，脳の神経系が構造的あるいは機能的に変化する性質．

副作用

　炭酸リチウムの副作用で最も注意が必要なものは，リチウム中毒である．通常，薬物血中濃度を測定しながら用量調節を行うため，調整段階で重篤な

表Ⅱ-3-9　炭酸リチウムの主な臓器別副作用

臓器	症状
消化器	悪心，嘔吐，食欲不振
腎臓	腎性尿崩症（多飲多尿，高ナトリウム血症，脱水），腎毒性
心臓	洞房結節抑制（洞不全症候群），心室伝導異常
甲状腺	ホルモン分泌抑制（機能低下症），甲状腺炎（機能亢進症）
副甲状腺	高カルシウム血症
皮膚	ざ瘡や尋常性乾癬の悪化，脱毛
血液	白血球増加
神経	振戦，失調，意識障害（中毒時）
その他	催奇形性（心臓），乳汁移行，けいれん閾値低下

表Ⅱ-3-10　リチウム血中濃度と中毒症状

重症度 （血中濃度，mEq/L）	軽度～中等度 （1.5～2.0）	中等度～高度 （2.0～2.5）	高度 （2.5～）
消化器症状	悪心，食欲低下	悪心，嘔吐	
神経症状	振戦（細かい→粗大） めまい，失調	振戦（粗大） 失調，ミオクローヌス 傾眠，せん妄，錯乱	けいれん 傾眠，昏睡
循環器症状	不整脈	不整脈，血圧低下	徐脈，乏尿

＊リチウム血中濃度の治療域：0.4～1.2 mEq/L

中毒にいたることはあまりない．炭酸リチウムは腎臓から排泄される薬物であり，リチウム中毒の多くは，脱水や腎機能悪化時，併用薬剤（ループ利尿薬，アンジオテンシン変換酵素阻害薬，非ステロイド抗炎症薬など）の影響などで血中濃度が上昇することで起こる．その他，主な臓器別副作用を**表Ⅱ-3-9**に示す．

　リチウム中毒は，臨床症状と血中濃度が比較的相関する（**表Ⅱ-3-10**）．対処法としては，軽度から中等度であれば，炭酸リチウムの投与中止，脱水があれば脱水の補正をするなどの保存的治療で対応する．意識障害を伴うなど重篤な場合は，血液透析を考慮する．

表Ⅱ-3-11　気分安定薬として使用される抗てんかん薬の主な副作用

副作用	バルプロ酸ナトリウム（デパケン®）	カルバマゼピン（テグレトール®）	ラモトリギン（ラミクタール®）
皮膚	薬疹	薬疹 スティーブンス・ジョンソン（Stevens-Johnson）症候群 薬剤過敏性症候群	
血液	貧血，無顆粒球症，顆粒球減少，血小板減少，汎血球減少		
消化器	肝障害，急性膵炎	肝障害	肝障害
神経	眠気	眠気，めまい，複視，眼振	眠気，易怒性，興奮
その他	低ナトリウム血症 骨粗鬆症 高アンモニア血症 脱毛	低ナトリウム血症 骨粗鬆症 房室ブロック，徐脈	

もう少しくわしく　リチウム中毒

リチウムは腸管から吸収された後，脳内に移行するのに時間を要す．そのため，自殺目的などによる過量服薬では血中濃度と脳内濃度に解離が生じる．急性中毒の場合，血中濃度は中毒域でも脳内濃度は低く，重篤な中毒症状はきたさずに軽快することもある．逆に慢性中毒の場合，血中濃度が低下しても神経症状の回復には時間を要すこともある．

B　抗てんかん薬

　気分安定薬として使用される主な抗てんかん薬には，バルプロ酸ナトリウム，カルバマゼピン，ラモトリギンがある．

作用機序

　炭酸リチウムと同様に作用機序は十分に解明されていない．電位感受性ナトリウムチャネルを介した過剰な神経伝達の抑制，GABA抑制作用の増強，その他にも複数の作用が関与しているのではないかとされている．

副作用

　薬物ごとの主な副作用を表Ⅱ-3-11にまとめた．

2-4　睡眠薬

　睡眠薬として過去にはバルビツール酸系薬物が用いられたが，依存性，耐

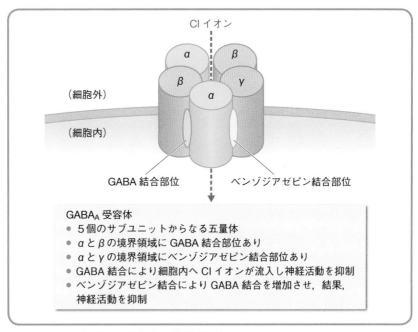

図Ⅱ-3-10　GABA_A 受容体の構造模式図

性，過量服薬時の致死性などが問題となり，現在では使われない．その後，ベンゾジアゼピン系薬物が主となったが，バルビツール酸系薬物に比べ，安全性は高いものの，依存性，耐性，乱用などの問題が指摘され始め，欧米を中心に使用を控えるべき薬物となっている．国内においても同様の傾向にあり，とくに高齢者においては副作用の観点から，ベンゾジアゼピン系薬物は可能な限り使用を控え，漫然と長期投与せず，必要最低量を短期間に限るべき薬物に位置づけられた．現在，ベンゾジアゼピン受容体作動薬（ベンゾジアゼピン系睡眠薬，非ベンゾジアゼピン系睡眠薬），メラトニンおよびメラトニン受容体作動薬，オレキシン受容体遮断薬が主に用いられる．

A　ベンゾジアゼピン受容体作動薬

作用機序

　ベンゾジアゼピン受容体作動薬は，抑制系ニューロンである GABA_A 受容体の特異的な部位に結合し，間接的に神経活動を抑制する（図Ⅱ-3-10）．この受容体は大脳皮質，小脳，海馬，脊髄など中枢神経系のさまざまな部位に存在するため，ベンゾジアゼピン受容体作動薬は鎮静作用のみならず，さまざまな副作用も引き起こす．

　この受容体結合部位の α サブユニットには複数の種類があり，α_1（以前は ω_1 と呼ばれていた），$\alpha_2 \cdot \alpha_3 \cdot \alpha_5$（以前は ω_2 と呼ばれていた）がベンゾジ

表Ⅱ-3-12　日本で使用される主なベンゾジアゼピン系・非ベンゾジアゼピン系睡眠薬

分類	一般名	主な商品名	臨床用量（mg）	半減期（時間）
超短時間作用型	ゾルピデム（＊）	マイスリー®	5〜10	2
	トリアゾラム	ハルシオン®	0.125〜0.5	2〜4
	ゾピクロン（＊）	アモバン®	7.5〜10	4
	エスゾピクロン（＊）	ルネスタ®	1〜3	5
短時間作用型	ブロチゾラム	レンドルミン®	0.25〜0.5	7
	リルマザホン	リスミー®	1〜2	10
	ロルメタゼパム	エバミール®，ロラメット®	1〜2	10
中間作用型	エスタゾラム	ユーロジン®	1〜4	24
	フルニトラゼパム	サイレース®，ロヒプノール®	0.5〜2	24
	ニトラゼパム	ベンザリン®，ネルボン®	5〜10	28
長時間作用型	クアゼパム	ドラール®	15〜30	36

＊非ベンゾジアゼピン系睡眠薬

アゼピン受容体作動薬の作用に関係しているとされている．a_1 は鎮静，睡眠，抗けいれん作用のほか，依存や健忘に関連するとされ，a_2 および a_3 は睡眠，抗不安，筋弛緩作用に関係する．多くのベンゾジアゼピン系睡眠薬は，これら結合部位への選択性がないが，非ベンゾジアゼピン系睡眠薬と呼ばれるいくつかの薬物は選択性があり，筋弛緩作用などの副作用が比較的少ないとされている．最近の研究では，これら非ベンゾジアゼピン系睡眠薬の中でも各サブユニットへの効力に差があり，依存性や健忘などで違いがあるとの指摘もある．

治療

　通常，入眠困難には超短時間作用型や短時間作用型，中途覚醒や早朝覚醒には中間作用型や長時間作用型の薬剤が用いられる．ただ十分なエビデンスはなく，効果も個人差が大きいため，必ずしも中途覚醒や早朝覚醒には半減期が長いものの方が有用とは限らない．国内で使用可能である主なベンゾジアゼピン受容体作動性睡眠薬を**表Ⅱ-3-12** に示す．

　一定期間の連続服用後に中止する場合，漸減法が推奨される．2〜4週間ごとに総投与量の25％程度ずつ減量していく方法である．超短時間作用型および短時間作用型睡眠薬で反跳性不眠＊が顕著な場合は，中間作用型に変更したうえで漸減し，隔日投与を経て中止する方法もある．

＊反跳性不眠
服用開始前よりも強い不眠が生じること．

表Ⅱ-3-13　ベンゾジアゼピン受容体作動薬の副作用と留意点

副作用	症状，留意点
持ち越し効果	翌朝から日中にかけての眠気，ふらつき，注意力低下．半減期の短い薬剤への変更を考慮する
前向性健忘	内服後の夜間のできごとを覚えていない
筋弛緩	ふらつき，転倒および骨折．とくに高齢者では筋弛緩作用のより少ない薬剤を選択する
早朝・日中不安	薬剤の作用が消失することで，早朝や日中に不安・緊張が高まる
反跳性不眠	主に短時間作用型睡眠薬の一定期間連続服用後に，急に服薬を中断した時に起こる不眠
奇異反応	本来の効果とは反対に，不安，焦燥，興奮，攻撃などが現れる．一時的であり毎回出現するわけではないが，薬剤変更を考慮する
退薬症状（離脱症状）	一定期間連続服用後の急激な中止で生じる．症状は多彩で苦痛も強く，再投与で軽減する（依存）．不眠，不安焦燥，イライラ，頭痛，めまい，振戦，けいれん発作，頻脈，発汗，悪心・嘔吐，感覚過敏，幻覚など

副作用

　眠気やふらつきなどのベンゾジアゼピン受容体作動薬使用後より生じる副作用と，常用量依存や退薬症状など一定期間連続服用後に生じるものがある．その特徴や留意点などを**表Ⅱ-3-13**にまとめた．

> **もう少しくわしく　常用量依存**
>
> 薬物依存というと，耐性（効果が減弱し同じ効果を得るために，より多くの量が必要になった状態）が生じたために大量に薬物を使用する（乱用する）というイメージが強いかもしれない．しかし，ベンゾジアゼピン受容体作動薬では，決められた臨床用量の範囲でも依存が形成され，やめられなくなることがある（常用量依存）．常用量依存の危険因子として，高用量使用，長期間使用，複数のベンゾジアゼピン受容体作動薬の使用，短時間作用型薬剤などが挙げられている．必要最小限の用量をできる限り短期間使用とすることが求められる．ベンゾジアゼピン系睡眠薬の服用期間と依存形成のリスクについては種々の報告があるが，服用開始からおおむね6～8ヵ月以降は依存が生じうると考えていた方がよい．

B　メラトニンおよびメラトニン受容体作動薬

　ヒトの睡眠と覚醒にはそれぞれ複数のニューロンが関与しており，この睡眠系と覚醒系のスイッチに関与している重要なホルモンの1つが，メラトニンである．メラトニンは脳の松果体から分泌され，おおよそ睡眠にいたる2

時間前から分泌が急激に増える.

　ラメルテオン（ロゼレム®）は，メラトニン受容体に作用して睡眠を誘う. ベンゾジアゼピン受容体作動薬に比べ，入眠効果は弱いが，耐性・依存性がなく急な断薬が可能である. また副作用も少なく，高齢者を中心に使いやすい. 睡眠覚醒リズムの調整作用が期待される.

　ホルモンそのものであるメラトニン（メラトベル®）は，小児期の神経発達症に伴う入眠困難に対してのみ承認されている.

C　オレキシン受容体遮断薬

作用機序

　オレキシンは，覚醒維持のために重要な役割を担っている神経ペプチドであり，いわば覚醒状態の司令塔ともいうべき存在である. オレキシン受容体を遮断することで複数の覚醒系ニューロンの活動が低下し，覚醒維持機能が低下することで睡眠へ誘導する.

治 療

　ベンゾジアゼピン受容体作動薬と異なり，作用時間による分類や使い分けはない. 入眠困難の改善のみならず，睡眠維持にも効果がある. 現在，国内で使用可能なオレキシン受容体遮断薬には，スボレキサント（ベルソムラ®），レンボレキサント（デエビゴ®）がある.

副作用

　悪夢，頭痛，めまい，眠気などが主な副作用であるが，依存，耐性のリスクが低く，ベンゾジアゼピン受容体作動薬に比べ安全性は高い.

2-5　抗不安薬

　ベンゾジアゼピン系抗不安薬とセロトニン1A受容体部分作動薬であるタンドスピロン（セディール®）が抗不安薬に分類される. ベンゾジアゼピン系抗不安薬の作用機序および副作用はベンゾジアゼピン系睡眠薬と同様である（p.87参照）. 常用量依存などの問題が同様に指摘されており，短期的使用やアルコール離脱症候群などの特定の場面に限るべきである. ただし，精神科以外の診療科でも「安定薬」として頻用されている現実もある. タンドスピロンは依存などの問題はないものの，効果発現に時間を要し，また効果も比較的弱い.

2-6　抗認知症薬

　認知症における薬物療法は，大きく2つに分けられる. 認知症の中核症状

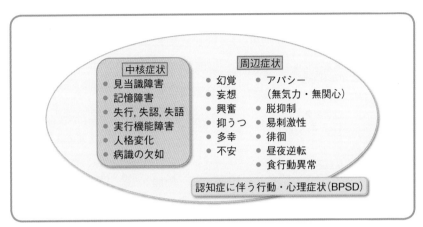

図Ⅱ-3-11　認知症における中核症状と周辺症状

に対する薬物療法と周辺症状と呼ばれる症状（認知症に伴う行動・心理症状，behavioral and psychological symptoms of dementia：BPSD）に対する薬物療法である（**図Ⅱ-3-11**）．認知症には，アルツハイマー（Alzheimer）型認知症（AD），脳血管性認知症，レビー（Lewy）小体型認知症（DLB）などの下位分類があるが，中核症状に対する薬物療法として保険適用が承認されているのは，ADとDLBのみである．

A　中核症状に対する薬物療法

　見当識障害や記憶障害などの中核症状の進行抑制が期待される効果であり，根治療法ではない．その効果は，認知機能低下を6〜12ヵ月程度先延ばしにするが，30〜50％の人では反応しないとされている．

作用機序

　ADでは，記憶に関与するとされるアセチルコリン作動性神経の障害が想定されており，シナプス間隙におけるアセチルコリンの分解を阻害することを機序としたのが，コリンエステラーゼ阻害薬である．またADにおける神経細胞障害にはグルタミン酸興奮毒性が関与しているとの仮説もあり，ここに着目して開発されたのが，NMDA受容体拮抗薬である．

治療

　通常，コリンエステラーゼ阻害薬のうちの1剤またはNMDA受容体拮抗薬を選択し，単剤で治療を開始する．臨床効果を評価したうえで状態によっては両者の併用も可能である．併用効果については有効とする報告と否定的な報告がある．なおコリンエステラーゼ阻害薬の2剤併用は一般的には行われない．国内で使用可能な抗認知症薬の用法用量などを**図Ⅱ-3-12**に示す．

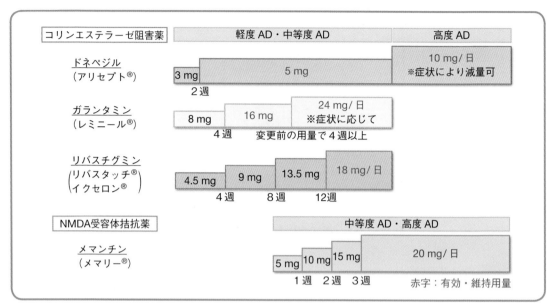

図Ⅱ-3-12　抗認知症薬の用法用量
注：DLB に保険適用が認められているのは，アリセプト®のみ.

表Ⅱ-3-14　抗認知症薬の特徴と副作用

	ドネペジル (アリセプト®)	ガランタミン (レミニール®)	リバスチグミン (リバスタッチ®, イクセロン®)	メマンチン (メマリー®)
作用機序	コリンエステラーゼ阻害			NMDA 受容体拮抗
用法	1 日 1 回	1 日 2 回	1 日 1 回貼付	1 日 1 回
剤形	錠剤，細粒，ゼリー，液剤，貼付剤	錠剤，液剤	貼付剤	錠剤，ドライシロップ
主な代謝経路	肝	肝・腎	腎	腎
腎機能低下時の減量	不要	減量（中～高度）	不要	減量（中～高度）
副作用	消化器症状：悪心，嘔吐，下痢，腹痛，食欲不振 循環器症状：徐脈，血圧低下，失神，心ブロック，QT 延長 精神症状：不眠，興奮，攻撃性，幻覚，せん妄 その他：頭痛，錐体外路症状，皮膚症状（貼付剤のみ）			頭痛 めまい 便秘 眠気

　AD の病期（重症度）によって適応となる薬剤に違いがあることに注意する.

副作用

　抗認知症薬ごとの特徴および副作用について**表Ⅱ-3-14**にまとめた.

B　BPSD に対する薬物療法

　BPSD に対して保険適用のある薬物はないが，中核症状への治療薬として

表Ⅱ-3-15 周辺症状に用いることのある主な薬剤

	漢方薬	抗精神病薬	抗うつ薬
主な薬剤	抑肝散（ヨクカンサン） 抑肝散加陳皮半夏（ヨクカンサンカチンピハンゲ）	第二世代抗精神病薬 （非定型抗精神病薬）	SSRI，SNRI NaSSA 鎮静系抗うつ薬
対象症状	興奮，易怒性，抑うつ，不安，不眠	興奮，易怒性，幻覚，妄想，不眠，昼夜逆転	抑うつ，不安，不眠，昼夜逆転
認知機能への影響	なし	あり	あり
副作用	消化器症状 低カリウム血症	錐体外路症状，嚥下障害 起立性低血圧，ふらつき 傾眠	消化器症状 起立性低血圧，ふらつき 傾眠

用いられる抗認知症薬には，BPSDへの効果が期待されることがある．コリンエステラーゼ阻害薬には賦活系作用があるとされ，意欲低下，抑うつなどのBPSDに効果を示すことがある．一方，興奮，易怒性，攻撃性などが高まり，副作用となることもある．NMDA受容体拮抗薬には抑制系作用があるとされ，興奮，易怒性などのBPSDに効果を示すことがある．一方，活動性低下，傾眠などの副作用を生じることもある．

　BPSDに対しては漢方薬や抗精神病薬などが使用されることがある．対象となる症状などを**表Ⅱ-3-15**に示す．抗精神病薬については基本的に適応外使用*である．また，抗精神病薬を高齢の認知症患者の行動障害の治療に用いることで死亡率が1.6〜1.7倍高くなるとされており[2]，注意が必要である．

＊適応外使用
保険適用のない病名への使用．

●引用文献
1) Pope HG Jr, Keck PE Jr, McElroy SL: Frequency and presentation of neuroleptic malignant syndrome in a large psychiatric hospital. Am J Psychiatry 143（10）：1227-1233, 1986
2) 認知症に対するかかりつけ医の向精神薬使用の適正化に関する調査研究班：「かかりつけ医のためのBPSDに対応する向精神薬使用ガイドライン（第2版）」．平成27年度厚生労働科学研究費補助金（厚生労働科学特別研究事業），〔https://www.mhlw.go.jp/file/06-Seisakujouhou-12300000-Roukenkyoku/0000140619.pdf〕（最終確認：2023年10月5日）

3 | 電気けいれん療法

A 電気けいれん療法とは

　電気けいれん療法（electroconvulsive therapy：ECT）は，1938年にツェルレッティ（Cerletti U）らによって始められた．ヒトの頭部の皮膚上から脳に通電しててんかん大発作を起こす方法である．精神病症状がてんかん発作の後に改善するという経験に基づくもので，統合失調症や気分症に対する薬物療法が登場する以前には，精神科治療における主要な身体療法の1つで

あった.

B 適応症

　1950年代以降, 薬物療法が治療の第一選択となってから一時衰退したが, 向精神薬の治療では効果が不十分な緊張型統合失調症や副作用で薬が使用できないうつ病など, 薬物療法では得られない速効性が見直された. 現在でもECTは重要な治療選択肢の1つであり, とくに以下のような病態では, ECTが考慮される.

- 治療抵抗性, 薬物の不耐性
  抗うつ薬の十分量の治療や増強療法にもかかわらず, 効果が不十分
  数種類の抗うつ薬を試したが, いずれも副作用のため継続ができない
- 病状が切迫しており, 緊急の治療が必要なもの
  うつ病のため焦燥感や希死念慮が強く, 自殺企図が切迫している
  昏迷, 拒食などのため, 低栄養が進行し早急な症状改善が望まれる
  難治の躁病あるいは統合失調症で緊張病性の著しい興奮が続く

C 方法

　最近では, 患者の不安や恐怖感をやわらげ, 発作時の圧迫骨折などの合併症を予防するために, 静脈麻酔薬で眠らせ, 筋弛緩薬を使用し, 脳内だけでけいれん発作を起こす修正型電気けいれん療法(modified ECT:m-ECT)が主流である.

　ECT治療器は, 以前は交流電流を用いたサイン波刺激が行われていたが, 2002年から導入された短パルス矩形波刺激による治療器(以下, パルス波治療器)が主流となりつつある(**図Ⅱ-3-13**). 古典的方法では100Vの交流電流を3〜5秒間頭部に通電していたが, 熱傷や頭痛, 自然発作などの発生率が高かった. パルス波治療器では, 少ない電気量で有効なけいれんが得られるため, 認知障害が少なく, 通電中の心電図や脳波が観察できるという利点もある.

　m-ECTは麻酔科医による呼吸や循環の管理の下で行う. 専用のECTユニットや手術室で施行する施設が多い.

D 治療の流れ

- 治療前は6時間ほど禁飲食とし, 点滴ルートを確保しておく.
- 入室後, 心電図, 酸素飽和度, 血圧, 脳波などのモニタを準備する(**図Ⅱ-**

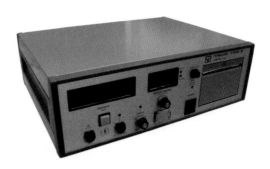

図Ⅱ-3-13　パルス波治療器
[写真提供：光電メディカル株式会社]

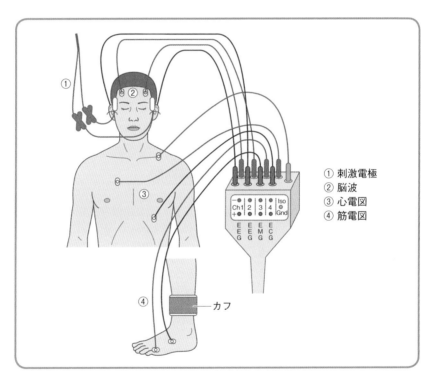

① 刺激電極
② 脳波
③ 心電図
④ 筋電図

カフ

図Ⅱ-3-14　通電とモニタの貼り方

3-14).
- フェイスマスクで酸素投与を開始する.
- プロポフォールやチオペンタールなどの静脈麻酔薬を投与し眠った状態にする.
- 全身性のけいれんを防ぐため筋弛緩薬(スキサメトニウムやロクロニウム)を投与し,呼吸筋も麻痺するのでバッグバルブマスクで呼吸を補助する.

- 筋弛緩薬が十分に効いたところ（投与後およそ１分程度）で，両側頭部（片側刺激法では側頭と頭頂部）に貼った２ヵ所の電極パッドから前頭部に通電を行ってけいれん発作を起こす．有効なけいれん発作は脳波で25秒以上である．
- 肉眼的にもけいれん発作を確認するため，片側の下腿に血圧カフを巻いて加圧し，筋弛緩薬が効かない部位をつくっておく．肉眼および筋電図モニタで強 直 間代けいれん*を観察できる．
- けいれんが終わったら，すみやかに酸素投与を再開し，筋弛緩薬が切れて呼吸が安定するまでバッグバルブマスクで呼吸を補助する．発作直後は血圧と心拍数の上昇がみられるので，バイタルサインにも注意する．
- 名前の呼びかけに反応し，簡単な指示に従える程度に覚醒したら，病室に戻る．てんかん発作後のもうろう状態がみられることがある．

*強直間代けいれん

強直とは「ピーンと突っ張る」状態で筋肉が強く伸展すること．間代とは「ガクガクと小刻みに震える」状態で筋肉が収縮と弛緩を繰り返すこと．ECTで有効なけいれんが起こると，数秒から10数秒の強直けいれんが起こり，次に間代けいれんに移行し，その後けいれんが収束する．

E　治療に必要な ECT 回数

　週２〜３回施行し，合計６〜12回で１クールとする．効果は３〜４回目施行後には現れてくることが多い．薬物療法での維持が困難な症例では，２週間に一度，月に一度など間隔を空けて維持 ECT を行うこともある．

F　効果の持続期間

　有効率が高く６〜８割の症例で症状改善効果が認められる一方，１〜２ヵ月で効果は減弱する．しかし，食事や内服を拒否していた重症のうつ病患者でも，m-ECT を行うと徐々に意思の疎通がとれるようになり，治療に協力できるようになることが多い．この時期に適切な薬物療法を行い，よい状態を維持する工夫をする．

G　副作用

　筋弛緩薬を使用していても，通電した際に顔面の筋肉には収縮が起こるので，舌や唇を噛んで裂傷を起こすことがある．口腔内保護のため，軟らかい素材のバイトブロックを挿入し，下顎を上顎に押し当てて通電することで予防できる．

　発作後にはもうろう状態，頭痛，悪心，筋肉痛が認められることがしばしばあるが，多くは数時間から半日程度の一過性のものである．治療前後のことが思い出せないなど，治療している期間の記憶については健忘が認められることがあるが，記銘 力障害も一過性である．高齢者や脳梗塞などの器質性脳疾患がある患者では，記憶障害の回復に数週間かかることがある．

不整脈や遷延性けいれん，誤嚥などが起こることがあるので，術後1時間は，血圧，体温，心電図と酸素飽和度のモニタリング，身体観察が必要である．

H 禁忌と同意

ECTに絶対的な禁忌はないが，脳卒中や虚血性心疾患の急性期では，頭蓋内圧亢進や，心筋虚血や不整脈の悪化などのリスクが高くなる．

手術と同様に，精神科入院の同意とは別にECT治療の同意書が必要となる．本人が精神症状のため治療に同意できない場合には家族に説明，同意を得る．

I 術前・術後の観察のポイント

- けいれん発作を起こしにくくするような睡眠薬や抗不安薬，抗てんかん薬は減量中止されることが多いので，確認する．
- 治療により血圧上昇や頻脈などがみられることがある．当日朝でも，降圧薬や抗不整脈薬などは少量の水で内服させることがある．
- 治療後に不整脈や自然にけいれん発作が起こることがあるので，バイタルサインを監視し，帰室後1時間はできるだけそばで観察する．
- 頭痛，筋肉痛にはクーリング（冷却）がよい．それで改善しなければ，鎮痛薬を用いることもある．
- 高齢者や脳器質性疾患の既往がある場合，もうろう状態やせん妄により危険行動がみられるリスクが高いので，治療直後のみならず治療期間中は転倒や夜間のふらつきにも注意する．
- 治療期間中はさまざまなレベルの記憶障害が起こることがあり，とくに治療前の記憶は逆行性健忘で思い出せないことが多いので，当日の流れなどは毎回ていねいに説明して不安を取り除く．
- 本人や家族へ，認知症のような不可逆的な物忘れではなく，治療終了後数週間で記憶障害はみられなくなることを伝え，安心してもらう．

第Ⅲ章 精神疾患　各論

1 統合失調症

1 統合失調症（スキゾフレニア）

A 病 態

統合失調症とは

　統合失調症とは，主として思春期に発病し，特徴的な知覚の障害や思考の障害などを主徴とする，**慢性・再発性**の経過をたどる精神疾患である．発病後は大部分の期間で，社会的または職業的機能の低下を認める．

疫 学

　生涯罹患率が約 1 ％で，典型的には青年期から成人早期に発症し，罹患率に性差はない．日本での患者数は厚生労働省の推計で 70 万人以上とされており，精神疾患総数（約 419 万人）の中でも占める割合が高いことから，臨床で遭遇することが多い．

発症機序

　統合失調症の発症機序はいまだ明らかになっていない．統合失調症は多因子疾患であり，遺伝因子と環境因子が相互に作用して発症すると考えられている．神経発達障害仮説や，脳内の神経伝達物質に注目したドパミン仮説やグルタミン酸仮説などが提唱されている．

> **もう少しくわしく**
>
> **神経発達障害仮説，ドパミン仮説，グルタミン酸仮説**
>
> 神経発達障害仮説：遺伝子的な素因や胎生期・周産期の侵襲因子などによって神経発達の障害が生じて病気のなりやすさが形成され，青年期・成人期における侵襲因子により統合失調症が発症するという説．
> ドパミン仮説：統合失調症の治療薬である抗精神病薬がドパミン受容体遮断作用をもつことや，アンフェタミンなどのドパミン作動薬が統合失調症類似の精神症状を引き起こすことから，ドパミン異常が統合失調症の病因に関与するという説．
> グルタミン酸仮説：グルタミン酸の NMDA 受容体拮抗薬であるフェンサイクリジンが統合失調症類似の精神症状を引き起こすことから，グルタミン酸作動性神経の機能異常が統合失調症の病因に関与するという説．

メモ

ドイツの精神科医のクレペリン（Kraepelin E）は，疾患の縦断的な経過に着目し，思春期に発病して次第に進行し末期状態に達する精神病を「早発性痴呆」とした．スイスの精神科医のブロイラー（Bleuler E）は，疾患の横断的な精神症状の特徴に基づき「スキゾフレニア」という名称を提唱した．日本では，長年，スキゾフレニアを「精神分裂病」と和訳し呼称してきたが，2002 年より「統合失調症」に改められた．

生涯罹患率

生涯のうちに病気にかかる患者の割合のこと．統合失調症の生涯罹患率は，うつ病のそれ（6.5％）よりも低い．

メモ

統合失調症の発生率が，家族に罹患者がいる場合に一般人口と比較して高いことや，統合失調症の一卵性双生児の一致率が約 50％と高いことから，統合失調症における遺伝因子の関与が考えられている．統合失調症の発症にかかわる環境因子として，ウイルス感染，周産期障害，養育環境，ストレスなどが知られている．

表Ⅲ-1-1　シュナイダーの一級症状

1）考想化声[*]
2）話しかけと応答の形の幻聴
3）自己の行為に随伴して口出しをする形の幻聴
4）身体への影響体験
5）思考奪取やその他思考領域での影響体験
6）考想伝播
7）妄想知覚
8）感情や衝動や意志の領域に現れるその他のさせられ体験・影響体験

*考想化声：頭の中に浮かんだ自分の考えが言葉になって聞こえてくるもの.

症 状

　統合失調症の症状は多彩であり，病気の経過（急性期，回復期，安定期）によって症状やその程度は変化する．症状は，正常な機能が亢進することにより現れる**陽性症状**，正常な機能が減弱することにより現れる**陰性症状**，**認知機能症状，感情症状**に分けると理解しやすい．陽性症状には，幻覚，妄想，猜疑心，奇異な行動などが含まれる．陰性症状には，感情鈍麻や平板化，意欲の低下，自発性の欠如，会話の貧困，無関心，社会的ひきこもりなどが含まれる．認知機能症状は，作業記憶，遂行機能，集中力，理解力などが障害され，生活技能や社会適応に密接に関連する．感情症状には，抑うつ気分，不安などが含まれる．一般的に，急性期に陽性症状がよくみられ，安定期には陰性症状が前面に出てくる．

コラム　統合失調症に特徴的な思考障害

　統合失調症の思考の障害は，①思考過程の障害，②思考の体験様式の障害，③思考内容の障害がみられる．①には連合弛緩（思考のまとまりがない），滅裂思考，思考途絶（考えが止まる）などがあり，②にはさせられ体験（自分の考えや行為が他者に操られている），思考奪取（自分の考えを抜き取られる），思考吹入（他者に考えを吹き込まれる），考想伝播（自分の考えが他者に伝わる），考想察知（自分の考えが他者にわかってしまう）などがあり，③では，妄想気分，妄想知覚，妄想着想の形で現れ，被害妄想（関係妄想，注察妄想，追跡妄想，迫害妄想，被毒妄想など）や誇大妄想（発明妄想，血統妄想，恋愛妄想など）が多い．古くは，シュナイダー（Schneider K）は，統合失調症に特徴的な症状として「シュナイダーの一級症状」を提唱した（**表Ⅲ-1-1**）．ブロイラー（Bleuler E）は，連合弛緩，感情障害，自閉，両価性の4つの症状を，統合失調症の経過中に出現する基本症状と考えた．

表Ⅲ-1-2　ICD-10 の統合失調症の診断基準

統合失調症の診断のために通常必要とされるのは，(a) から (d) までにあげられた中のいずれか 1 つに属するもので，少なくとも 1 つのきわめて明らかな症状（十分に明らかでなければ，ふつう 2 つ以上であること），あるいは (e) から (h) にあげられた中から少なくとも 2 つからなる症状が，1 カ月以上の期間，ほとんどいつも明らかに存在していなければならない.

(a) 考想化声，考想吹入あるいは考想奪取，考想伝播.

(b) 支配される，影響される，あるいは抵抗できないという妄想で，身体や四肢の運動や特定の思考，行動あるいは感覚に明らかに関連づけられているもの，および妄想知覚.

(c) 患者の行動にたえず注釈を加えたり，仲間たちの間で患者のことを話題にしたりする幻声，あるいは身体のある部分から発せられるという他のタイプの幻声.

(d) 宗教的あるいは政治的な身分，超人的な力や能力といった，文化的に不適切でまったく不可能な，他のタイプの持続的な妄想（たとえば，天候をコントロールできるとか別世界の宇宙人と交信しているといったもの）.

(e) どのような種類であれ，持続的な幻覚が，明らかな感情的内容を欠いた浮動性の妄想か部分的な妄想，あるいは持続的な支配観念をともなったり，あるいは数週間か数カ月間毎日継続的に生じているとき.

(f) 思考の流れに途絶や挿入があり，その結果，まとまりのない，あるいは関連性を欠いた話し方をしたり，言語新作がみられたりするもの.

(g) 興奮，常同姿勢あるいはろう屈症，拒絶症，緘黙，および昏迷などの緊張病性行動.

(h) 著しい無気力，会話の貧困，および情動的反応の鈍麻あるいは不適切さのような，ふつうには社会的ひきこもりや社会的能力の低下をもたらす，「陰性症状」. これらは抑うつや向精神薬の投与によるものではないことが明らかでなければならない.

(i) 関心喪失，目的欠如，無為，自分のことだけに没頭した態度，および社会的ひきこもりとして明らかになる，個人的行動のいくつかの局面の全般的な質にみられる，著明で一貫した変化.

[融　道男，中根允文，小見山実ほか監訳：ICD-10　精神および行動の障害―臨床記述と診断ガイドライン，新訂版，p.98-99，医学書院，2005 より許諾を得て転載]

B　診断

どのような症状から統合失調症が疑われるか

前述の「症状」に挙げたような陽性症状や陰性症状などの特徴的な精神症状から本疾患が疑われる .

診断の進め方・確定の方法

統合失調症に特異的な身体所見や生化学検査所見や脳画像検査所見は知られていないため，診断は患者の呈する精神症状に基づいて行われる. 経過，生活歴，既往歴，家族歴なども参考にする. 世界保健機関（WHO）の提唱する ICD-10（**表Ⅲ-1-2**）と米国精神医学会が提唱する DSM-5-TR（**表Ⅲ-1-3**）の診断基準を示す.

統合失調症の重症度

統合失調症の精神症状評価尺度として，簡易精神症状評価尺度（brief psychiatric rating scale：BPRS）（**図Ⅲ-1-1**）や陽性・陰性症状評価尺度（positive and negative syndrome scale：PANSS）などが用いられる.

メモ

統合失調症に特徴的な症状が顕在化する前には（前駆期），不安，抑うつ，不眠，食欲低下，知覚過敏などの神経症性障害やうつ病に類似の症状が出現することが多い.

表Ⅲ-1-3　DSM-5-TR の統合失調症の診断基準

A. 以下のうち２つ（またはそれ以上），おのおのが１カ月間（または治療が成功した際はより短い期間）ほとんど何時も存在する．これらのうち少なくとも１つは（1）か（2）か（3）である．
　(1) 妄想
　(2) 幻覚
　(3) 発話の統合不全（例：頻繁な脱線または滅裂）
　(4) 行動の著しい統合不全，またはカタトニア性の行動
　(5) 陰性症状（すなわち情動表出の減少，意欲低下）
B. 障害の始まり以降の期間の大部分で，仕事，対人関係，自己管理などの面で１つ以上の機能のレベルが病前に獲得していた水準より著しく低下している（または，児童期や青年期の発症の場合，期待される対人的，学業的，職業的水準にまで達しない）．
C. 障害の持続的な徴候が少なくとも６カ月間存在する．この６カ月の期間には，基準Aを満たす各症状（すなわち，活動期の症状）は少なくとも１カ月（または，治療が成功した場合はより短い期間）存在しなければならないが，前駆期または残遺期の症状の存在する期間を含んでもよい．これらの前駆期または残遺期の期間では，障害の徴候は陰性症状のみか，もしくは基準Aにあげられた症状の２つまたはそれ以上が弱められた形（例：奇妙な信念，異常な知覚体験）で表されることがある．
D. 統合失調感情症と「抑うつ症または双極症，精神症性の特徴を伴う」が以下のいずれかの理由で除外されていること．
　(1) 活動期の症状と同時に，抑うつエピソード，躁エピソードが発症していない．
　(2) 活動期の症状中に気分エピソードが発症していた場合，その持続期間の合計は，疾病の活動期および残遺期の持続期間の合計の半分に満たない．
E. その障害は，物質（例：乱用薬物，医薬品）または他の医学的状態の生理学的作用によるものではない．
F. 自閉スペクトラム症や児童期発症のコミュニケーション症の病歴があれば，統合失調症の追加診断は，顕著な幻覚や妄想が，他の統合失調症の診断の必須症状に加え，少なくとも１カ月（または，治療が成功した場合はより短い）存在する場合にのみ与えられる．

［日本精神神経学会日本語版用語監修，髙橋三郎，大野　裕監訳：DSM-5-TR™精神疾患の診断・統計マニュアル，p.110-111，医学書院，2023 より許諾を得て転載］

C　治　療

主な治療法

　抗精神病薬を中心とする薬物療法（p.71，「精神疾患の治療」参照）や心理社会的療法があり，患者の特徴や病気の経過に合わせて，組み合わせて行う．精神病症状の改善・安定化に伴い，心理社会的療法の比重が増していく．薬物治療と心理社会的治療の組み合わせによる高い再発防止効果が知られている．

1）薬物治療

　抗精神病薬は非定型薬（アセナピン，アリピプラゾール，オランザピン，クエチアピン，ブロナンセリン，パリペリドン，ブレクスピプラゾール，ペロスピロン，リスペリドン，ルラシドン）が主流となっている．近年，2～4週間に一度筋肉内に投与することで安定した血中濃度が得られる非定型抗精神病薬（アリピプラゾール，パリペリドン，リスペリドン）の持効性注射製

BRIEF PSYCHIATRIC RATING SCALE（BPRS）日本語版		評価　年　　月　　日　　第　　週	なし	ごく軽度	軽度	中等度	やや重度	重度	最重度
重症度を表す数字の中で患者の現在の状況を最もよく示す番号に○をつけて下さい.									
1. 心気症	現在の身体の健康状態についての関心の程度，患者が自分の健康についてどのくらい問題と受けとめているかの程度を患者の訴えに相当する所見の有無に関わらず評価せよ.		1	2	3	4	5	6	7
2. 不安	現在又は未来に対する心配，恐れあるいは過剰なこだわり，患者自身の主観的体験についての言語的訴えのみに基づいて評価せよ. 身体徴候や神経症的防衛機制から不安を推測してはならない.		1	2	3	4	5	6	7
3. 情動的引きこもり	面接者と面接状況に対する交流の減少，面接状況において患者が他者との感情的接触に障害があるという印象を与える程度のみを評価せよ.		1	2	3	4	5	6	7
4. 概念の統合障害	思考過程の混乱，弛緩あるいは解体の程度，患者の言語表出の統合の程度に基づいて評価せよ. 思考機能レベルに対する患者の自覚的印象に基づいて評価してはならない.		1	2	3	4	5	6	7
5. 罪責感	過去の言動についての過剰なこだわり又は自責感. 相応する感情を伴って語られる患者の主観的体験に基づいて評価せよ. 抑うつ，不安あるいは神経症的防衛機制から罪責感を推測してはならない.		1	2	3	4	5	6	7
6. 緊張	緊張，神経過敏あるいは活動レベルの高まりによる身体と運動機能における徴候. 身体徴候や行動，態度のみに基づいて評価すべきであり，患者の訴える緊張についての主観的体験に基づいて評価してはならない.		1	2	3	4	5	6	7
7. 衒奇症と不自然な姿勢	奇妙で不自然な行動と態度. 健常人の中では目立つようなある種の精神病者の行動と態度の類型. 動作の異常のみを評価せよ. 単なる運動性亢進はこの項目では評価しない.		1	2	3	4	5	6	7
8. 誇大性	過大な自己評価と並はずれた才能や力を持っているとの確信. 自分自身についての，又は他者との関係における自己の立場についての患者の陳述のみに基づいて評価せよ. 面接状況における患者の態度に基づいて評価してはならない.		1	2	3	4	5	6	7
9. 抑うつ気分	意気消沈と悲哀. 落胆の程度のみを評価せよ. いわゆる制止や身体的愁訴に基づいて抑うつの存在を推測して評価してはならない.		1	2	3	4	5	6	7
10. 敵意	面接状況ではないところでの，他者に対する憎悪，侮辱軽蔑，好戦性あるいは尊大. 他者に対する患者の感情や行動の言語的訴えのみに基づいて評価せよ. 神経症的防衛機制，不安あるいは身体的愁訴から敵意を推測してはならない. （面接者に対する態度は「非協調性」の項目で評価せよ.）		1	2	3	4	5	6	7
11. 猜疑心	現在又は以前に患者に対して他者からの悪意や差別があったという（妄想的あるいは非妄想的な）確信. 言語的訴えに基づいて，それが存在した時期に関わらず，現在認められる猜疑心のみを評価せよ.		1	2	3	4	5	6	7
12. 幻覚による行動	通常の外界の刺激に対応のない知覚. 過去1週間以内に起こったと患者が訴える体験のみを評価せよ. それらの体験は健常人の思考や表象過程と明らかに区別できるものである.		1	2	3	4	5	6	7
13. 運動減退	緩徐な動きによって示されるエネルギー水準の低下. 患者の行動観察のみに基づいて評価せよ. 自己のエネルギー水準についての患者自身の自覚的印象に基づいて評価してはならない.		1	2	3	4	5	6	7
14. 非協調性	面接者に対する抵抗. 非友好性，易怒性の徴候あるいは協調的態度の欠如. 面接者と面接状況に対する患者の態度と反応のみに基づいて評価せよ. 面接状況ではないところでの易怒性や非協調性の情報に基づいて評価してはならない.		1	2	3	4	5	6	7
15. 不自然な思考内容	普通ではない，風変わりな，異様なあるいは奇怪な思考内容. ここでは不自然さの程度を評価し，思考過程の解体の程度を評価してはならない.		1	2	3	4	5	6	7
16. 情動の平板化	感情的緊張度の低下. 正常の感受性や興味・関心の明らかな欠如.		1	2	3	4	5	6	7
17. 興奮	感情的緊張度の高揚. 焦燥感あるいは反応性亢進.		1	2	3	4	5	6	7
18. 失見当識	人，場所あるいは時についての適切な関連性の混乱又は欠如.		1	2	3	4	5	6	7

図Ⅲ-1-1　BPRS日本語版（慶應義塾大学精神神経科臨床精神薬理研究班，訳）

［大熊輝雄：現代臨床精神医学，第11版，p.535，金原出版，2008 より引用］

剤（long acting injection：LAI）も使用されている．非定型抗精神病薬は，陽性症状だけでなく陰性症状や認知機能にも改善効果が期待できる．統合失調症の 20 ～ 30％が治療抵抗性であると報告されている．治療抵抗性のある患者に対しては，クロザピンが推奨されているが，顆粒球減少症などの重篤^{じゅうとく}な副作用が報告されているため，その導入には入院治療が必要である．

2）心理社会的治療

　心理社会的治療には，精神療法，作業療法（occupational therapy: OT），レクリエーション療法，芸術療法，生活技能訓練（social skills training: SST）などがある．統合失調症では支持的な精神療法を行う．作業療法では，作業を通して対人関係を学び，社会性を身につける．職業的作業，農耕，木工，手芸などがある．レクリエーション療法には，情緒面を刺激する，スポーツ，遠足，運動会，音楽，ゲーム，短歌などがある．生活技能訓練とは，社会生活で必要な技能の改善を目指した認知行動療法で，実際の具体的な場面を想定し，問題を解決するための技能を練習する．

3）その他

　電気けいれん療法（頭部に通電することで人為的にけいれん発作を誘発する治療法）は，重篤な緊張病症状，自傷・自殺・他害の切迫，薬物治療抵抗性などの際に適応される．

▎治療経過・予後

　経過と予後は多様で，患者の一部は治癒するが，多くは悪化と寛解^{かんかい}を繰り返し，少数が慢性的に重篤な精神病状態にとどまる．病前の機能まで十分に回復しないことも多い．高齢での発症，急性発症，早い治療開始，良好な病前の社会的適応，既婚などが，良好な予後に関連するといわれている．

▎退院支援・患者教育

　入院により精神症状に改善がみられれば，早期に退院準備を進め，すみやかに入院治療から外来治療へ切り替える．薬物治療とともに，心理教育，SST，OT，デイケアなどの社会資源を利用したさまざまなリハビリテーションが行われる．再発予防には，再発の早期徴候の把握や服薬管理が重要であるため，患者ならびに家族に対して，診断名の告知や病状の説明が必要である．統合失調症は脳の機能に変調があって生じる病気であり，適切な治療により症状をコントロールできることを患者に説明する．介護者の不適切な感情表出は再発率を高めることが報告されており，家族にも病気に関する知識をもってもらうことは重要である．

コラム　**入院医療から地域生活への移行促進**

厚生労働省の患者調査によると，精神病床入院患者数は30.7万人で，そのうち統合失調症，統合失調症型障害及び妄想性障害の患者数は18.5万人であり，半数以上を占めている．入院医療から地域生活への移行を促進するため，服薬の負担を減らす抗精神病薬の持効性注射製剤の導入や，治療抵抗性統合失調症に有効であるクロザピン治療の導入や，包括的地域生活支援プログラム（assertive community treatment: ACT）をはじめとする在宅精神障害者のための多職種チームによるアウトリーチ（訪問支援）などが行われている．自我の強化，社会生活機能の向上，再発予防などに寄与する，SSTやOTなどの個別あるいは集団の精神科リハビリテーションも，患者の地域移行に重要な役割を果たしている．近年，統合失調症の認知機能障害が社会生活におけるさまざまな側面に影響することが明らかになっており，認知機能リハビリテーションの開発も進められている．

2 | 気分症

　国際疾病分類（ICD-10）によれば，気分症（気分障害／感情障害）における基本障害は「気分あるいは感情の変化」であり，抑うつあるいは躁への変化がみられると同時に，意欲や思考の障害，活動性全般の変化を伴う.

　うつ状態や躁状態といった病相期は，症状を認めない間欠期に現れ，症状が一定期間持続した後に消失し，間欠期に戻る. こうしたことが，1回あるいは周期的に現れる. このため ICD や DSM においては，「うつ病エピソード」「躁エピソード」など，エピソードという用語が用いられている.

　気分症の主な病型として，“うつ病”と“双極症（躁うつ病）”がある. うつ状態のみを示す場合はうつ病，一度でも躁（あるいは軽躁）状態を示した場合は双極症と呼ぶ.

　従来，気分の変化を基本障害とする精神障害は，“躁うつ病”という概念にまとめられてきた. これは遺伝的素因，躁とうつという相反する気分の障害，周期性を示すが間欠期に完全寛解し人格の荒廃をもたらさない予後良好の経過などを特徴とする疾患単位として，クレペリン（Kraepelin E）により確立された考えで，統合失調症と並ぶ内因性精神障害ととらえられてきた. 一方，気分症という概念は，原因を考慮せず，表出される症状に基づく概念であり，従来の“躁うつ病”よりも広い概念となっている. このように相互に重なり合うが，同一とはいえない用語が複数用いられているため，初学者には混乱しやすい状況がある.

1 | うつ病

major depressive disorder

A 病態

うつ病とは

　気分が落ち込み，意欲や活動性が低下したうつ状態を呈する精神障害である. 治療により改善し寛解状態にいたるが，再発を繰り返したり症状が慢性化したりすると，重大な機能障害をもたらす. 最悪の場合，自殺にいたることがある.

　2005 年の日本において，うつ病による社会的損失が 2 兆円を超すという推

計[1]がある．うつ病は社会に甚大な影響を及ぼしており，公衆衛生上の重大な問題である．

疫学

世界保健機関（WHO）の疫学調査によると，日本における DSM-Ⅳ 診断によるうつ病の 12 ヵ月有病率*は 2.2%，生涯有病率は 6.5% である[2]．生涯有病率が 15% 程度とされる欧米諸国に比べると低い水準ではあるものの，一般住民の 16 人に 1 人が生涯に一度はうつ病を経験していることになり，頻度の高い疾患であるといえる．厚生労働省の患者調査によれば，うつ病（ICD-10 コードで F32〜33）患者は，1996 年には 27.2 万人，2005 年には 66.6 万人，2011 年には 70.1 万人，2017 年には 82.5 万人，2020 年には 83.5 万人と増加傾向が続いており，全国で 360 〜 600 万人の患者がいるとの推計もある．

発症は児童期から老年期まで全年齢層にわたり，男性より女性の有病率が高い点は世界共通である．若年者が多いとされる欧米諸国に比べ，日本では中高年でも頻度が高い．

> ***12 ヵ月有病率**
> 過去 12 ヵ月間に診断基準を満たした人の割合．

身体疾患への影響

身体疾患をもつ者においては，うつ病の有病率が高いことが知られており，その頻度は 15 〜 20%，疾患によっては 30% 以上にものぼるという報告がある[3]．

うつ病の併発により，身体疾患の経過や予後に悪影響が及ぶこともよく知られており，注意が必要である．たとえば虚血性心疾患の場合，心筋梗塞後 5 〜 15 日の間にうつ病を併発した患者の 6 ヵ月後の死亡率はそうでない患者の 3.44 倍高く[4]，脳梗塞後においても，うつ病を併発した患者は日常生活能力の改善の程度が不良となることが示されており[5]，うつ病に罹患しなかった患者に比べ 10 年間の死亡率が 3.4 倍高まったとの報告がある[6]．糖尿病においてはうつ病を併発した患者は食事・運動療法への意欲や服薬アドヒアランスが低下し[7]，うつ病に罹患しなかった患者に比べ 3 年間の死亡率が 2.3 倍高まったとされる[8]．

発症機序

1）遺伝要因

双生児の一致率をみると，一卵性では 40% 前後，二卵性では 10 〜 20% と差がある[9]．また，うつ病者の親族の有病率は，対照群（うつ病ではない者の親族）より 1.5 〜 3 倍程度高いとの報告もあり，遺伝素因の関与が指摘されている．

2）身体的・生理的要因

脳内においてセロトニンやノルアドレナリンなどのアミンと呼ばれる神経伝達物質の作用が低下することによってうつ病を発症するという，モノアミン仮説がある．モノアミンを低下させる降圧薬のレセルピンがうつ状態を誘発する一方，抗うつ効果を示す薬剤がシナプスのモノアミンを増加させる作

用をもつことなどの臨床的事実に裏付けられている.

神経−内分泌系においては，視床下部−下垂体を経て副腎皮質，甲状腺，性腺などの系統における異常が報告されている．甲状腺機能低下症や副腎皮質ステロイド投与に伴ううつ状態は頻度が高い．また，出産後には高率にうつ病の発症がみられるように，妊娠・出産や月経周期などの女性の内分泌的変化とも関連があるといわれている．

3）性格要因

うつ病の病前性格として，テレンバッハ（Tellenbach H）が提唱したメランコリー親和型性格がある．勤勉，綿密，秩序性，責任感が強い，他人との衝突を避け尽くそうとする行動様式などの特徴をもつとされ，こうした傾向をもつ人がこのような特徴を維持することが困難な状況下で発症しやすいとされる．

一方，近年では，真面目で几帳面な上記のタイプと異なり，抑うつ症状のため仕事には行けないが，休日には趣味を楽しめるといった行動様式をとる患者がしばしばみられており，“逃避型うつ”，“新型うつ”などと呼ばれる．こうした患者は自己愛的・回避的な性格的特徴をもつことが多く，それにより不適応がもたらされ，発症に影響すると考えられている．

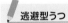

逃避型うつ

1977年に日本の精神科医である広瀬徹也が提唱した概念である．

4）環境・状況要因

心理・社会的ストレスも誘因として重要である．個人や家族に関するできごととしては家庭内葛藤，親しい人との別れ，結婚，転居，身体疾患への罹患，経済問題など，職業上のできごととしては転勤，転職，昇進，退職，業績不振などが挙げられる．転居に際して主婦に起こりやすい“引っ越しうつ病”，過重な負担や責任から解放された際に起こりやすい“荷下ろしうつ病”などが知られている．不幸なできごとばかりでなく，喜ばしいできごとも含め，人生の節目で遭遇するさまざまな変化や個人の生活状況が誘因となりうる．

症状

1）感情の障害

うつ状態で認められる最も基本的な症状は**抑うつ気分**である．典型的にははっきりとした誘因がなく気分が沈み憂うつとなり，周囲のできごとが生き生きと感じられず，喜怒哀楽の感情が乏しくなる．理由なく悲しみ・寂しさがこみ上げてくるといった悲哀感を認めることもある．また，物事に対する興味・関心を失い，好きであったことすら楽しめなくなる．自尊感情が低下するため自分を過小評価し，悲観的・自責的となり，絶望感を強めることもある．

不安・焦燥感が強まることも多く，落ち着きなく動き回ったり，苦悶（くもん）を訴えたりすることもある．不安・焦燥は初老期以降に多く，激越性（げきえつせい）うつ病と呼ばれる．抑うつ気分が目立たず，一見するとうつ病とはわからないことも多

いため注意が必要である.

2) 思考の障害

思考形式の障害としては，**思考制止／抑制**がある．考えようとしても着想が湧かず，スピードも遅くなり考えが前に進まなくなる．質問に対する返答が遅く，内容も貧困となる.

思考内容の障害としては，自己評価が著しく低下し，物事を過度にわるく解釈してしまう結果，微小妄想が生じることがある．これらは抑うつ気分から2次的に生じた，気分に一致したものであることが多く，ある程度了解可能である．代表的なものに，過去の些細（ささい）な失敗を重大な罪であると考えたり，無関係なことまで自分の責任であると自分を責めたりする罪業（ざいごう）妄想，実際には経済的に心配ないのにお金がないと信じ込む貧困妄想，重大な病気にかかったと思い込む心気妄想がある.

3) 意欲・行動の障害

何かしなければならないことがわかっていながら，身体が動かず億劫（おっくう）で活動できなくなることを**精神運動制止／抑制**という．抑うつ気分や制止は午前中に強く，午後から夕方，夜にかけて軽減する日内変動を認めるのが典型的である．制止が軽度であれば自らに鞭（むち）打って活動できるが，制止が強まると努力しても作業が手につかなくなり，さらに悪化すると食事や整容などの最低限のことも難しくなる．制止が極度に強まった昏迷（こんめい）状態では，自発的な活動がなくなり，話しかけにも応答しなくなる.

高齢者においては制止が強まる結果，動作や応答が緩慢になり，認知症と誤認されることがある（仮性認知症）．この場合，うつ状態の改善とともに認知機能も改善する.

うつ病患者の自殺率は15％程度といわれる．自殺を予測することは容易ではないが，自殺にいたる決断力や行動力すら失われる最重症の時期には起こらず，重症化する前段階や回復期に生じやすい．希死念慮（きしねんりょ）の有無や自殺企図の既往（きおう）について確認しておくことが重要である.

4) 身体症状

最も頻度が高いのは入眠困難，熟眠障害，早朝覚醒（かくせい）などの**睡眠障害**であり，90％以上の患者で認められる．易疲労性（いひろうせい），倦怠感（けんたいかん）も頻繁にみられ，活動性の低下をもたらす．食思不振から体重減少をきたすことや，悪心（おしん），嘔吐，下痢，便秘などの消化器症状を伴うことも多い．性欲低下はうつ病の比較的鋭敏な指標となる．その他，口渇，発汗などの自律神経症状，頭痛・頭重感（ずじゅうかん），めまい，身体各部の疼痛（とうつう），動悸，月経異常，頻尿など多様な症状を認める.

中には抑うつ気分や意欲低下などの精神症状が目立たず，身体症状のみが前景に立つ症例も少なくなく，身体疾患の仮面をかぶったうつ病という意味で"**仮面うつ病**"と呼ばれる.

> **前景に立つ**
> さまざまな身体愁訴（しゅうそ）などが前面に出ることで，精神症状が隠蔽される際に用いる表現である.

表Ⅲ-2-1 うつ病の診断基準（DSM-5-TR）

A. 以下の症状のうち5つ（またはそれ以上）が同じ2週間の間に存在し，病前の機能からの変化を起こしている．これらの症状のうち少なくとも1つは（1）抑うつ気分，または（2）興味または喜びの喪失である．
   注：明らかに他の医学的状態に起因する症状は含まない．
   (1) その人自身の言葉（例：悲しみ，空虚感，または絶望を感じる）か，他者の観察（例：涙を流しているように見える）によって示される．ほとんど1日中，ほとんど毎日の抑うつ気分
      注：児童や青年では易怒的な気分もありうる．
   (2) ほとんど1日中，ほとんど毎日の，すべて，またはほとんどすべての活動における興味または喜びの著しい減退（その人の説明，または他者の観察によって示される）
   (3) 食事療法をしていないのに，有意の体重減少，または体重増加（例：1カ月で体重の5％以上の変化），またはほとんど毎日の食欲の減退または増加
      注：児童の場合，期待される体重増加がみられないことも考慮せよ．
   (4) ほとんど毎日の不眠または過眠
   (5) ほとんど毎日の精神運動興奮または制止（他者によって観察可能で，ただ単に落ち着きがないとか，のろくなったという主観的感覚ではないもの）
   (6) ほとんど毎日の疲労感，または気力の減退
   (7) ほとんど毎日の無価値観，または過剰であるか不適切な罪責感（妄想的であることもある．単に自分をとがめること，または病気になったことに対する罪悪感ではない）
   (8) 思考力や集中力の減退，または決断困難がほとんど毎日認められる（その人自身の説明による，または他者によって観察される）．
   (9) 死についての反復思考（死の恐怖だけではない），特別な計画はないが反復的な自殺念慮，はっきりとした自殺計画，または自殺企図
B. その症状は，臨床的に意味のある苦痛，または社会的，職業的，または他の重要な領域における機能の障害を引き起こしている．
C. そのエピソードは物質の生理学的作用，または他の医学的状態によるものではない．
注：基準A～Cにより抑うつエピソードが構成される．
注：重大な喪失（例：親しい者との死別，経済的破綻，災害による損失，重篤な医学的疾患・障害）への反応は，基準Aに記載したような強い悲しみ，喪失の反芻，不眠，食欲不振，体重減少を含むことがあり，抑うつエピソードに類似している場合がある．これらの症状は，喪失に際し生じることは理解可能で，適切なものであるかもしれないが，重大な喪失に対する正常な反応に加えて，抑うつエピソードの存在も入念に検討すべきである．その決定には，喪失についてどのように苦痛を表現するかという点に関して，各個人の生活史や文化的規範に基づいて，臨床的な判断を実行することが不可欠である[1]．
D. 少なくとも1つの抑うつエピソードは統合失調感情症でうまく説明できず，総合失調症，統合失調症様症，妄想症，または「総合失調スペクトラム症及び他の精神症，他の特定される」および「統合失調スペクトラム症及び他の精神症，特定不能」に重複するものではない．
E. 躁エピソード，または軽躁エピソードが存在したことがない．
   注：躁様または軽躁様のエピソードのすべてが物質誘発性のものである場合，または他の医学的状態の生理学的作用に起因するものである場合は，この除外は適応されない．

[日本精神神経学会日本語版用語監修，髙橋三郎，大野　裕監訳：DSM-5-TR™精神疾患の診断・統計マニュアル，p.176-177，医学書院，2023より許諾を得て転載]
※躁エピソード，軽躁エピソードについては**表Ⅲ-2-3** (p.119)，**表Ⅲ-2-4** (p.120)を参照．

B 診断

診断の進め方

　DSM-5-TRにおける診断基準を**表Ⅲ-2-1**に示した．Aの症状のうち5項目以上が同じ2週間にほぼ毎日，1日の大半存在することが条件とされ，単

に症状の有無を尋ねるだけで過剰診断につながらないような注意が必要である．

前述のとおりうつ病では多様な身体症状を呈する．このため多くの患者が精神科以外の診療科を最初に受診する．そして身体疾患として検査・治療が開始されるが，異常がみつからず，治療に難渋することがある．治療の時機を逸しないためには，早期からうつ病を念頭に置き，ていねいな問診を行う必要がある．その際には諸検査で異常所見に乏しいこと，自覚症状と他覚所見にギャップがあること，症状の出現部位や程度が一定しないこと，対症療法が無効であることなどの特徴が参考になる．精神科と他の診療科との連携も重要である．

スクリーニング法

うつ病を見逃さないために，効率的に診断を行うためのスクリーニング法の活用も有効である．DSMにおいて診断上少なくとも1つ該当することが必要である，抑うつ気分と興味または喜びの減退に関する2項目のみを質問する「2質問法」である（「臨床で役立つ知識」参照）．この方法はプライマリケアにおけるうつ病スクリーニングとして，十分な有効性が示されている[10]．簡便な方法ながら，感度・特異度ともに高く優れた手法である．

臨床で役立つ知識

2質問法

下記の2つの質問がともに「はい」となる場合，「うつ病」を前提に対応する．
①抑うつ気分の有無を確認
　質問例：「憂うつな気分がありますか」「気分が沈んでいませんか」
②興味・喜びの減退の有無の確認
　質問例：「物事に興味がもてないことや，楽しいはずのことを楽しめないことはありませんか」

C　治療

うつ病の治療は，日本うつ病学会治療ガイドライン[11]に基づいて行うことが推奨される．

うつ病の治療を考える際には，まずうつ状態の背景に抑うつ症状を引き起こす身体疾患や薬剤の使用がないかを検討する必要がある．もしその可能性がある場合は，個々の病態に応じた対応が優先される．

身体疾患や薬剤が直接関係していないことが確認されれば，薬物療法が検討される．薬物療法で期待される有効性と生じうる副作用とを検討し，患者が納得したうえで導入するのがよい．

軽症例は外来で治療されるのが一般的であるが，中等症以上の症例では入

院治療が検討される．入院を考慮すべき条件としては，自殺企図のおそれが切迫している場合，家庭環境が療養に適さない場合，病状の急速な進行が想定される場合が挙げられるが，それに加えて，身体的衰弱や緊急性のある合併症（低栄養，脱水症，電解質異常など）がある場合，幻覚・妄想などの精神病症状を伴う場合，治療抵抗性の場合などが挙げられる．

　環境要因が大きいと判断される場合は，第一にその調整を図ることを目指す．本人の性格を含む特性の面で支援を要する場合もあり，精神療法の中で課題に取り組んでいくことも大切である．

主な治療法

1）薬物療法

　うつ病の治療の基本は抗うつ薬による薬物療法である．日本で使用される抗うつ薬の一覧を**表Ⅲ-2-2**に示した．

①抗うつ薬の選択

　薬剤を選択する際には，薬剤の特徴（半減期や他剤との相互作用など）や副作用プロファイル（鎮静や消化器症状など）のほか，患者の併存疾患や併用薬剤を考慮する．使用にあたっては，患者の意向を確認するとともに，薬剤によって期待される効果と安全性についてていねいに説明することが望ましい．

　第一選択としては，副作用が少なく忍容性＊の高い薬剤として，選択的セロトニン再取り込み阻害薬（SSRI），セロトニン・ノルアドレナリン再取り込み阻害薬（SNRI），ノルアドレナリン作動性・特異的セロトニン作動性抗うつ薬（NaSSA）の中から1剤を選択し，単剤で用いることが推奨される．2019年にはセロトニン再取り込み阻害・セロトニン受容体調節モジュレーター（S-RIM）が発売された．古典的な抗うつ薬である三環系抗うつ薬は，重症例に有効性が高いとの意見もあるが，口渇，便秘，排尿困難などの抗コリン性副作用を生じやすく，また心循環系への副作用もあることから，選択に際しては慎重を期す必要がある．

②抗うつ薬治療の実際

　薬剤は副作用の発現に注意しながら少量から開始し，1～2週間ごとに漸増し，十分な量と十分な投与期間（6～8週）を用いてから効果判定を行う．効果の出現までに通常2週間程度かかる．薬剤の種類にかかわらず，効果出現に先行して消化器症状などの副作用が生じることが多く，服薬中断の原因となるため，事前の説明が重要となる．

　第一選択薬によって十分な効果が得られない場合は，まず服薬アドヒアランスを確認し，診断や併存症についても再検討する．そのうえで，他剤への変更を行うが，単剤使用を原則とする．複数の抗うつ薬の併用や，症状に応じて抗うつ薬以外の薬剤（気分安定薬，抗精神病薬など）との併用も行われる．

＊忍容性
薬物の副作用が服用する人によってどの程度耐えられるかを表す語．副作用が発生しても，服用した人が十分耐えられる程度の薬であれば「忍容性が高い」，耐えられない程度の薬であれば「忍容性が低い」と表現される．

アドヒアランス
患者が積極的に治療方針の決定に参加し，その決定に従って治療を受けることを意味する．アドヒアランスは治療内容，患者の要因（病識や理解力など），患者−医療者の相互関係などにより決定されることから，患者が服薬の必要性や方法を正しく理解し実行できるか，それを妨げる要因がないか，あるとすればその解決のために何が必要かなどを，医療者と患者とがともに考え相談していく必要がある．

表Ⅲ-2-2 主要な抗うつ薬

分類		一般名	商品名（例）
三環系	第一世代	イミプラミン	トフラニール®
		アミトリプチリン	トリプタノール®
		トリミプラミン	スルモンチール®
		ノルトリプチリン	ノリトレン®
		クロミプラミン	アナフラニール®*
	第二世代	ロフェプラミン	アンプリット®
		ドスレピン	プロチアデン®
四環系		マプロチリン	ルジオミール®
		ミアンセリン	テトラミド®
		セチプチリン	テシプール®
SSRI		フルボキサミン	デプロメール® ルボックス®
		パロキセチン	パキシル®
		セルトラリン	ジェイゾロフト®
		エスシタロプラム	レクサプロ®
SNRI		ミルナシプラン	トレドミン®
		デュロキセチン	サインバルタ®
		ベンラファキシン	イフェクサー®
NaSSA		ミルタザピン	リフレックス® レメロン®
S-RIM		ボルチオキセチン	トリンテックス®
その他		トラゾドン	レスリン® デジレル®
		スルピリド	ドグマチール®

*は注射薬あり

　不安・不眠への対症療法として，ベンゾジアゼピン系製剤を中心とした抗不安薬・睡眠薬が併用されることは非常に多い．治療初期4週までは治療からの脱落率を低下させるなどの有用性があるが，長期にわたって漫然と継続されると，常用量の使用であっても依存状態に陥りやすく，認知機能障害，過鎮静，脱抑制をもたらすことがある．このため，抗不安薬・睡眠薬の使用はそれぞれ1剤までを原則とし，その必要性の評価を適宜行うことで，長期過量投与を防ぐ必要がある．

③抗うつ薬使用時の注意点

　抗うつ薬使用に伴い，不安・焦燥感の増強，敵意・易刺激性・衝動性の亢進などの賦活症候群（アクティベーション），躁／軽躁状態の出現がみられることがあり，留意すべきである．また，急激な減薬や中断により，離脱症候

群（不安，不眠，倦怠感，頭痛，めまい，悪心，感覚異常など）をきたすことがあるため，自己判断で用量の変更や断薬をしないよう説明しておく必要がある．

2）精神療法

①心理教育

すべての症例において，本人や家族に対して疾患の特性や病状推移の見通し，薬物療法で期待される効果と副作用の可能性，自殺の危険性についてなどを情報提供し，正しい理解に基づいて治療に臨めるよう支援することが大切である．怠けや気のゆるみではなく，脳の機能低下によって生じた病気であるという認識をもつことで，不必要に自責的となるのを防ぐとともに，治療に伴う疑問を解決し不安を軽減させる効果がある．

また，離婚，退職，財産の処分など重大な決定の必要がある場合，その決断を病状の改善後に行うよう説得する．うつ状態では自責的となりやすく，判断力も低下するため，適正な判断ができない可能性があるためである．

②認知行動療法（cognitive behavioral therapy：CBT）

薬物療法と並んで，治療選択の1つとして推奨されており[11〜13]，個別あるいは集団で施行される．患者の物事のとらえ方（認知）や行動に働きかけを行うことにより，抑うつや不安などの症状の緩和を図る．患者は自己，周囲の世界，将来のそれぞれに対して極端に悲観的な認知を抱きやすく，それがうつ病の持続要因になっているという理解のもと，悲観的で非現実的な思考過程を検討し，バランスのよい適応的な考え方をする方法を身につけさせ，つらい気分を和らげ，問題解決を目指す．また，非適応的行動パターンに対しても変容を図っていく．

3）電気けいれん療法（electroconvulsive therapy：ECT）

薬物療法の効果が待てない緊急時に切り札となる治療法で，有効性と安全性が実証されている[14]．自殺の危険や栄養学的な生命危機が切迫している場合，昏迷状態など精神病性の特徴を伴う場合，薬物療法に抵抗性の場合などに考慮される．

ECTには速効性と高い反応率・寛解率が期待され，自殺抑制効果が認められているが，効果の持続性に乏しい．このため薬物療法と併用したり，定期的にECTを施行する維持ECTを行ったりすることにより，再燃予防をするのが一般的である．

4）その他，療養にあたって知っておくべきこと

前述のとおりうつ病治療の主体は薬物療法であるが，病状の悪化につながるような環境から離れ休養することは有意義である．しかしとくに軽症例では，不適切な休養が患者の自己回復力を阻害し，病状の遷延や慢性化につながる場合もあり，個別の状況を鑑みて決定することが望ましい．

患者自身が良質な睡眠を得るための工夫をしたり，飲酒習慣を変えたりす

るなど，治療的対処行動を自らとるよう促すことも大切である．薬物療法全体として，効果が得られるのは7割程度といわれており万能ではない．再発予防の観点からも，生活習慣を振り返り改善できるところを改善することが望ましい．

経過・予後

うつ病を含む気分症の予後には，個々の病相が寛解するかという病相予後と，病相の反復があるかという長期予後とがある．通常，気分症の病相は完全寛解するが，病相が遷延したり，病状の程度は軽くなっても寛解にいたらなかったりすることもある．症状が慢性化する予後不良例は，パーソナリティ症，不安症，物質関連症など他の精神障害が併存していることが多い．病相の回数は1回限りの事例から，何度も繰り返す事例までさまざまである．

気分症の病相は，薬物療法を行うことで期間を短縮し，苦痛を和らげ社会機能の低下を防ぐことができる．治療を中止すると再燃する頻度は高く，寛解後も薬物療法を継続し，経過観察する必要がある．治療継続は再発予防効果がある．

生命予後に影響する最も重要な要因は自殺である．うつ病における自殺企図の頻度は15%程度とされ，自責感の強い患者に起こりやすい．

2 ｜ 双極症

bipolar disorder

A 病態

双極症（DSM-5 では双極性障害）とは

気分が落ち込むうつ状態と，気分が高揚する躁状態の両者が認められ，病相が周期的に反復する精神障害で，"躁うつ病"と呼ばれることも多い．病相間の寛解状態においては症状を認めず，通常の社会生活が可能であるが，再発を繰り返すうちに，次の病相までの期間が短くなる傾向がみられ，次第に重大な機能障害がもたらされるため，治療により再発を防ぎ，社会機能を維持することが重要である．

疫学

双極症の有病率に関するこれまでの調査を要約すると，6ヵ月有病率で0.1〜0.9%，生涯有病率で0.24〜1.6%であり，うつ病に比べるとはるかに少ない．発症年齢はほとんどが25〜35歳までで，平均初発年齢は20歳前後と，うつ病に比べ低年齢である．出現率の性差は認められていない．

発症機序

1）遺伝要因

うつ病に比べ素因規定性が強いと考えられている．ルクセンブルガー

（Luxenburger H）の古典的研究によれば，一般人口での頻度が 0.44％である
のに対し患者の子は 24.4％，同胞は 12.7％と高率である．また，他の多く
の報告においても双生児の一致率は一卵性で 55 〜 75％程度，二卵性で 15 〜
25％程度と差があることが確認されており，遺伝素因が発症に大きく関与し
ていることが示唆される．

2）身体的・生理的要因

躁状態をもたらす脳の神経化学的変化については，脳内ノルアドレナリン
やセロトニンなどの機能亢進が発症にかかわるとの指摘もあるが，うつ病ほ
どには解明されていない．

3）性格要因

性格要因については，クレッチマー（Kretschmer E）が社交的で親しみやす
く社会に同調的であるといった特徴をもつ循環気質者が多いと報告してい
るが，近年では病前性格と発症の関連は乏しいとの見方が強まっている．

4）環境・状況要因

うつ病に比べ，発病における誘因の関与は少ないが，生活リズムの乱れや
ストレスが悪化要因となることはありうる．

症 状

＜うつ状態における症状＞

うつ状態における諸症状については，基本的にうつ病の症状と同様である
（p.109 参照）．

＜躁状態における症状＞

1）感情の障害

高揚し爽快な気分を特徴とし，上機嫌で快活に動き，疲労を感じにくい．
自己評価は過大で自信にあふれ，万能感に満たされ楽観的となる．このため，
公然と自身の考える正義を貫こうとし，周囲からは傲慢な態度と受け取られ
ることがある．また，自分の考えや行動が妨げられていると感じると過敏に
反応し，些細なことで激怒したり，周囲の人に対して攻撃的となったりする．

2）思考の障害

思考形式の障害としては，観念奔逸が特徴的である．考えが次々と浮かび，
主題が次々と移り変わるため，内容のまとまりに欠け，論理的思考が困難と
なる．注意の転導性も亢進するため，1 つのことに集中することができない．
患者は多弁で，一方的に話し続けるうちに当初の目標が見失われ，結局何が
いいたいのかわからなくなることもある．しかし，話題と話題の間のつなが
りは通常ある程度保たれる．

思考内容は誇大的であり，自分は天才で偉業を成し遂げるとか，高い社会
的地位にあるなどと考え，周囲に対し尊大な態度をとる．誇大的傾向が顕著
となり確信が強まると誇大妄想にいたる．妄想の内容によって，血統妄想，
宗教妄想，発明妄想，好訴妄想＊などと呼ばれる．一般に気分症に伴う妄想

循環気質者

クレッチマーは 3 つの内
因性精神疾患である統合
失調症，気分症（躁うつ
病），てんかんの患者の体
格および病前性格には一
定の特徴があるとの考え
に立ち，やせ型体型を統
合失調気質，肥満型体型
を循環気質，闘士型体型
を粘着気質と考えた．循
環気質者は高揚（爽快）と
憂うつ（悲哀）の間を気分
が循環して揺れ動く特徴
を示すとされる．

＊好訴妄想

実際に受けた比較的微細
な法律上の不利益を契機
に，自分の権利が侵害され
不当な扱いを受けていると
して，執拗に自身の権利を
主張し，どこまでも裁判に
訴えていくもの．

は気分の変化に一致したもので，病状の鎮静とともに消失する．

3）意欲・行動の障害

　エネルギーにあふれ，精神運動が亢進するため，**多弁・多動**となる．絶えず動き回り，落ち着きなく活動するが，作業はまとまりに欠け完成度は低い．肉体的には消耗しているようであっても活動を自制できない状態を行為心迫と呼ぶ．さらに高度となると精神運動興奮にいたる．また，衝動性も高まり，思い立ったらただちに行動する傾向がみられる．

　感情の高揚と誇大的傾向を伴い，自分は特別な存在との考えに基づいて，無遠慮な行動，無謀な計画の実行，乱費・浪費などが目立ち，多大な損害を出したり，周囲に迷惑をかけたりする．周囲から常軌を逸した行動と受け取られ，非難されたり諭されたりするが，病識を欠き，自らの正当性を主張して他者を一方的に非難したり，興奮して暴言・暴力に及んだりし，人間関係を損なってしまう．

4）身体症状

　睡眠障害は必発であり，わずかな時間しか眠らず早朝から活動する．患者は睡眠をとらなくても問題ないと感じる．また，食欲は亢進する一方，活動量が多く食事を十分にとらなくなるため，体重は減少することが多い．このような状態が長期化すると疲弊し，身体的衰弱から入院を要する状態となる．性欲も高まり，性的逸脱行動につながりやすい．

B　診断

　双極症は躁状態の程度によって2つに分類される．躁エピソードの基準（**表Ⅲ-2-3**）を満たし，社会機能障害の程度が強い場合を躁状態，軽躁エピソードの基準（**表Ⅲ-2-4**）を満たし，社会機能障害の程度が比較的軽い場合を軽躁状態という．躁状態を認める場合を**双極症Ⅰ型**，躁状態を認めず軽躁状態のみを認める場合を**双極症Ⅱ型**と呼ぶ（**図Ⅲ-2-1**）．

　うつ病エピソードの状態像のみでは，双極症であるかうつ病であるかの判別は難しく，躁あるいは軽躁エピソードが確認されるまでは，「うつ病」として加療開始となり，長期の経過を経て双極症の診断に行き着くことも多い．双極症を示唆する臨床的特徴としては，過眠・過食，精神病症状（幻覚・妄想など），若年発症（25歳未満），病相回数の多さ，双極症の家族歴，抗うつ薬への反応不良などである．

　脳血管障害などの脳器質疾患や内分泌疾患などの身体疾患に伴って躁状態を呈することがあり，鑑別が必要である．これらの器質疾患に伴う躁状態の中でも，甲状腺機能亢進症や副腎皮質ステロイド投与に伴う躁状態は比較的頻度が高い．

表Ⅲ-2-3 DSM-5-TR の躁エピソード

A. 気分が異常かつ持続的に高揚し，開放的または易怒的となる，加えて，異常にかつ持続的に亢進した活動または活力がある．このような普段とは異なる期間が，少なくとも 1 週間，ほぼ毎日，1 日の大半において持続する（入院治療が必要な場合はいかなる期間でもよい）．

B. 気分の混乱と活動または活力が亢進した期間中，以下の症状のうち 3 つ（またはそれ以上）（気分が易怒性のみの場合は 4 つ）が有意の差をもつほどに示され，普段の行動とは明らかに異なった変化を象徴している．
   (1) 自尊心の肥大，または誇大
   (2) 睡眠欲求の減少（例：3 時間眠っただけで十分な休息がとれたと感じる）
   (3) 普段より多弁であるか，しゃべり続けようとする切迫感
   (4) 観念奔逸，または思考が疾駆しているといった主観的な体験
   (5) 注意転導性（すなわち，注意があまりにも容易に，重要でないまたは関係のない外的刺激によって他に転じる）が報告される，または観察される．
   (6) 目標指向性の活動（社会的，職場または学校内，性的のいずれか）の増加，または精神運動興奮（すなわち，無意味な非目的指向性の活動）
   (7) 困った結果につながる可能性が高い活動に熱中すること（例：制御のきかない買いあさり，性的無分別，またはばかげた事業への投資などに専念すること）

C. この気分の混乱は，社会的または職業的機能に著しい障害を引き起こしている，あるいは自分自身または他人に害を及ぼすことを防ぐため入院が必要であるほど重篤である．または精神症性の特徴を伴う．

D. 本エピソードは，物質（例：乱用薬物，医薬品，または他の治療）の生理学的作用，または他の医学的状態によるものではない．
   注：抗うつ治療（例：医薬品，電気けいれん療法）の間に生じた完全な躁エピソードが，それらの治療により生じる生理学的作用を超えて十分な症候群に達してそれが続く場合は，躁エピソード，つまり双極症Ⅰ型の診断とするのがふさわしいとする証拠が存在する．

注：基準 A ～ D が躁エピソードを構成する．少なくとも生涯に一度の躁エピソードがみられることが，双極症Ⅰ型の診断には必要である．

[日本精神神経学会日本語版用語監修，髙橋三郎，大野　裕監訳：DSM-5-TR™精神疾患の診断・統計マニュアル，p.136，医学書院，2023 より許諾を得て転載]

C 治療

　躁状態の治療を考える際には，まずはその背景に躁症状を引き起こす身体疾患や薬剤の使用がないかを検討する必要がある．その可能性がある場合は，個々の病態に応じた対応が優先される．

　双極症の治療目標は，再発を防ぎ，安定した社会生活を送れるようにすることである．躁状態での社会生活への影響を最小限にとどめるとともに，うつ状態での自殺を予防することが何より重要である．精神運動興奮が強い場合，社会的逸脱行為が顕著である場合，身体的衰弱が危惧される場合などは，入院治療が推奨される．

　躁状態では病識に乏しく本人が受診を拒み，周囲が難渋することが多いが，不眠・疲弊などの身体状況を指摘したり，本人が信頼している人から説得してもらったりすることで何とか治療の同意を得ることが望ましい．困難な場合も妥協せず，治療の必要性を説明するが，同意が得られないまま治療を行わざるをえないこともある．

表Ⅲ-2-4　DSM-5-TR の軽躁エピソード

A.　気分が異常かつ持続的に高揚し，開放的または易怒的となる．加えて，異常にかつ持続的に亢進した活動または活力のある，普段とは異なる期間が，少なくとも 4 日間，ほぼ毎日，1 日の大半において持続する．

B.　気分の混乱と活力および活動が亢進した期間中，以下の症状のうち 3 つ（またはそれ以上）（気分が易怒性のみの場合は 4 つ）が持続しており，普段の行動とは明らかに異なった変化を示しており，それらは有意の差をもつほどに示されている．
　(1) 自尊心の肥大，または誇大
　(2) 睡眠欲求の減少（例：3 時間眠っただけで十分な休息がとれたと感じる）
　(3) 普段より多弁であるか，しゃべり続けようとする切迫感
　(4) 観念奔逸，または思考が疾駆しているといった主観的な体験
　(5) 注意転導性（すなわち，注意があまりにも容易に，重要でないまたは関係のない外的刺激によって他に転じる）が報告される，または観察される．
　(6) 目標指向性の活動（社会的，職場または学校内，性的のいずれか）の増加，または精神運動興奮
　(7) 困った結果につながる可能性が高い活動に熱中すること（例：制御のきかない買いあさり，性的無分別，またはばかげた事業への投資などに専念すること）

C.　本エピソード中は，症状のないときのその人固有のものではないような，疑う余地のない機能の変化と関連する．

D.　気分の混乱や機能の変化は，他者から観察可能である．

E.　本エピソードは，社会的または職業的機能に著しい障害を引き起こしたり，または入院を必要とするほど重篤ではない．もし精神症性の特徴を伴えば，定義上，そのエピソードは躁エピソードとなる．

F.　本エピソードは，物質（例：乱用薬物，医薬品，あるいは他の治療），または他の医学的状態の生理学的作用によるものではない，
注：抗うつ治療（例：医薬品，電気けいれん療法）の間に生じた完全な軽躁エピソードが，それらの治療により生じる生理学的作用を超えて十分な症候群に達して，それが続く場合は，軽躁エピソードと診断するのがふさわしいとする証拠が存在する．しかしながら，1 つまたは 2 つの症状（特に，抗うつ薬使用後の，易怒性，いらいら，または焦燥）だけでは軽躁エピソードとするには不十分であり，双極性の素因を示唆するには不十分であるという点に注意を払う必要がある．

注：基準 A〜F により軽躁エピソードが構成される．軽躁エピソードは双極症Ⅰ型ではよくみられるが，双極症Ⅰ型の診断には必ずしも必須ではない．

［日本精神神経学会日本語版用語監修，髙橋三郎，大野　裕監訳：DSM-5-TR™精神疾患の診断・統計マニュアル，p.136-137，医学書院，2023 より許諾を得て転載］

主な治療法

1）薬物療法

　　主な気分安定薬の一覧を**表Ⅲ-2-5**に示した．炭酸リチウムは抗躁・抗うつ両方の効果を有し，躁状態・うつ状態を改善する効果，再発予防効果，自殺予防効果を示す．ただし，高用量で中毒症状（意識障害，けいれん，手指振戦，腎障害など）をきたすため，定期的に血中濃度測定を行う必要がある．

　　抗てんかん薬でもあるバルプロ酸ナトリウム，カルバマゼピン，ラモトリギンにも気分安定作用があり治療に用いられる．抗精神病薬のうち，オランザピンは躁・うつ状態に，アリピプラゾールは躁状態，クエチアピン徐放錠とルラシドンは双極症におけるうつ状態に保険適用がある．

　　双極症のうつ状態に対して抗うつ薬を使用することは推奨されない．躁状態に転じるリスクが高いことと，効果が乏しいことによる．

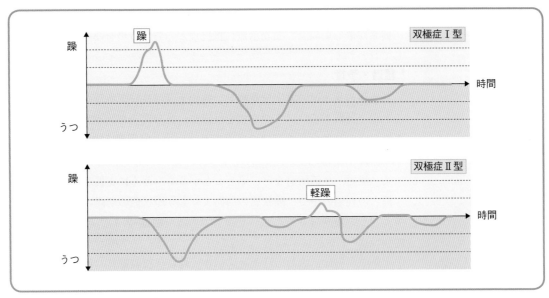

図Ⅲ-2-1　双極症の経過例

表Ⅲ-2-5　主な双極症の治療薬

分類	一般名	商品名（例）
気分安定薬	炭酸リチウム	リーマス®
	バルプロ酸ナトリウム	デパケン®
	カルバマゼピン	テグレトール®
	ラモトリギン	ラミクタール®
抗精神病薬	オランザピン	ジプレキサ®
	アリピプラゾール	エビリファイ®
	クエチアピン徐放錠	ビプレッソ®
	ルラシドン	ラツーダ®

2）精神療法

　うつ病に比べ，本人の性格要因や環境・状況要因の影響が少ないため，精神療法のみで治療することは困難である．しかし疾患を正しく理解し，薬の作用・副作用について知ることで治療中断を防ぐこと，再発の契機となりうるストレスへの対処法を学ぶこと，再発の兆しに患者自ら気づき，早期受診につなげることなどを目的とした心理教育が有効である．規則正しい生活習慣も病状安定に有効であり，必要に応じて生活指導を行う．

3）電気けいれん療法

　興奮が著しい場合，薬物治療に抵抗性がみられる場合などに速効性を期待して行われる．

▌経過・予後

　双極症の病相は通常完全寛解し，病相予後は良好であるが，治療を中断すると躁／軽躁あるいはうつ病相を反復し，社会機能が低下する．このため，再発予防を目的とした長期にわたる薬物療法の継続が必要となる．1年間に4回以上の病相が出現する場合，急速交代型と呼ばれ，再発を繰り返す中で失業，離婚，生活困窮などに陥ることが多く，とくに支援が必要である．

　個人の経過の中では躁状態の期間よりもうつ状態の期間の方が長いことが多く，その傾向はⅡ型において顕著である（**図Ⅲ-2-1**）．社会的予後は単極性うつ病*より不良であり，自殺のリスクも高い．予後不良因子としては，若年発症，男性，病前の社会適応不良，物質依存の併存，精神病症状，病相間の抑うつ症状の残存などがある．

＊単極性うつ病
躁病相を呈することがないうつ病．

persistent depressive
disorder

3 ｜ 持続性抑うつ症

　持続性抑うつ症（DSM-5では持続性気分障害）では，軽躁あるいはうつ病エピソードと記載されるほど重症ではない症状が，1年あまり持続するため，結果的に著しい苦悩や無力感をもたらす気分症である．かつてはクレッチマーの循環気質，シュナイダー（Schneider K）の循環病質，抑うつ神経症など，パーソナリティの障害として扱われてきたが，気分安定薬・抗うつ薬などの薬物療法が有効であることなどから，気分症の1つとしてまとめられるようになった．

1）気分循環症

　軽度の気分の高揚と抑うつが反復される．双極症の患者の血縁者に多く，気分安定薬が有効である．

2）気分変調症

　軽度の抑うつ症状が慢性的に持続するもので，うつ病にみられるような希死念慮，精神運動制止，顕著な興味・関心の喪失などは認められないが，患者は抑うつ気分，疲労感，不眠，無力感などの症状に苦悩する．治療の主体は抗うつ薬などの薬物療法であるが，精神療法により患者の問題対処能力を高めることも重要である．

seasonal affective
disorder

4 季節性抑うつ症

　日照時間の短い冬季にうつ状態を呈するが，春になると回復する季節性の
エピソードを認める気分症で，高緯度地域で頻度が高い．DSMでは非季節性
のエピソードを示さず，明らかな誘因となる心理社会的要因が推定されない
ことが診断要件に含まれている．早朝に2～3時間にわたり，2,500～10,000
ルクスの光を照射する高照度光療法が有効である．

●引用文献
 1) Sado M, Yamauchi K, Kawakami N et al：Cost of depression among adults in Japan in 2005. Psychiatry Clin Neurosci 65：442-450, 2011
 2) Demyttenaere K, Bruffaerts R, Posada-Villa J et al：Prevalence, severity, and unmet need for treatment of mental disorders in the World Health Organization World Mental Health Surveys. JAMA 291：2581-2590, 2004
 3) Evans DL, Charney DS, Lewis L et al：Mood disorders in the medically ill：Scientific review and recommendations. Biol Psychiatry 58：175-189, 2005
 4) Frasure-Smith N, Lesperance F, Talajic M：Depression following myocardial infarction. Impact on 6-month survival. JAMA 270：1819-1825, 1993
 5) Parikh RM, Robinson RG, Lipsey JR et al：The impact of poststroke depression on recovery in activities of daily living over 2-year-follow up. Arch Neurol 47：785-792, 1990
 6) Morris PL, Robinson RG, Andrzejewski P et al：Association of depression with 10-year post-stroke mortality. Am J Psychiatry 150：124-129, 1993
 7) Lin EH, Katon W, Von Korff M et al：Relationship of depression and diabetes self-care, medication adherence, and preventive care. Diabetes Care 27：2154-2160, 2004
 8) Katon WJ, Rutter C, Simon G et al：The association of comorbid depression with mortality in patients with type 2 diabetes. Diabetes Care 28：2668-2672, 2005
 9) 横山知行，佐藤　新，飯田　眞：気分障害と遺伝―遺伝から精神病理へ．臨床精神医学 25 (11)：1269-1281, 1996
10) Whooley MA, Avins AL, Miranda J et al：Case-finding instruments for depression. Two questions are as good as many. J Gen Intern Med 12：439-445, 1997
11) 日本うつ病学会気分障害の治療ガイドライン作成委員会：日本うつ病学会治療ガイドライン Ⅱ．うつ病（DSM-5）/大うつ病性障害, 2016
12) The American Psychiatric Association：Practice Guideline for The Treatment of Patients With Major Depressive Disorder, 3rd Ed, 2010
13) National Institute for Health and Clinical Excellence：The NICE Guideline on the Treatment and Management of Depression in Adults (Update Edition) National Clinical Practice Guideline 90, 2010
14) UK ECT Review Group：Efficacy and safety of electroconvulsive therapy in depressive disorders：a systematic review and meta-analysis. Lancet 361：799-808, 2003

3 不安症群, 強迫症, 心的外傷およびストレス因関連症群, 解離症群, 身体症状症

　心理的原因によって，精神的あるいは身体的症状が引き起こされた状態を「神経症（神経症性障害）」という．不安になりやすい性格の人（性格要因）に，大きなストレス（環境要因）が加わると，心の状態が悪化して神経症性障害を発症する．不安になりやすい性格とは，まじめで責任感が強く物事に細かくて敏感である，完璧を求める，こだわりが強く融通がきかない，などである．ストレスとは，外部からの刺激に対する生体反応のことであるが，一般的にはストレスは「不快な刺激による反応」のことをさすことが多い．精神科診療で問題となるストレスは，家庭や職場での人間関係，仕事，結婚，離婚，病気，死別，事故や災害などが挙げられる．

　神経症は広い概念であったため，DSM-5-TR では，ICD-10 における神経症性障害は**表Ⅲ-3-1** のように分類された．

表Ⅲ-3-1　DSM-5-TR における神経症性障害の分類

カテゴリー	診断名
不安症群	分離不安症 場面緘黙 限局性恐怖症 社交不安症 パニック症 広場恐怖症 全般不安症
強迫症	強迫症
心的外傷およびストレス因関連症群	心的外傷後ストレス症（PTSD） 急性ストレス症 適応反応症
解離症群	解離性同一症 解離性健忘 離人感・現実感消失症
身体症状症	身体症状症 病気不安症 機能性神経学的症状症（変換症）

anxiety disorders

＊不安
正常な不安は理由があり，我慢できる程度で長くは続かない．他者からわかってもらえ，いったん去れば気にならない．病的な不安は理由がなく，我慢できない程度で長く続く．他者からわかってもらえない，「また生じるのではないか」という不安が続く．

1 | 不安症群

　不安＊とは，心配，恐怖，期待などに伴う漠然とした恐れである．不安が生じると，通常は，不安の原因となった物事に対する準備を促すように反応する．不安症（DSM-5 では不安障害）では，不安が過剰になり不安にとらわれて行動や思考が制限され日常生活に支障をきたす．不安症は全体的に，寛解しても再発・再燃が多い．

panic disorder

1-1 | パニック症

A 病態

　突然の予知できない，反復する重篤な不安（パニック発作）を主症状とする．パニック発作は，本人にとっては「死ぬかもしれない」と思うほど重篤な恐怖や苦痛を認め，動悸，呼吸苦，発汗，めまい，悪心，震えなどの身体症状を伴うが，症状は 1 時間以内に消退する．パニック症の心理を**図Ⅲ-3-1**に示す．「またパニック発作が生じたらどうしよう」という再発の恐れ（**予期不安**）を抱き，不安がさらに増悪し，外出困難など行動が制限され日常生活に支障をきたすことがある．

　生涯有病率は 1 〜 2％で，20 〜 30 歳代の女性に多い．はじめに救急科，呼吸器科，循環器科で検査を受けても身体的な異常がみつからず，精神科，心療内科を紹介されて診療を受けることが多い．パニック障害は比較的寛解し

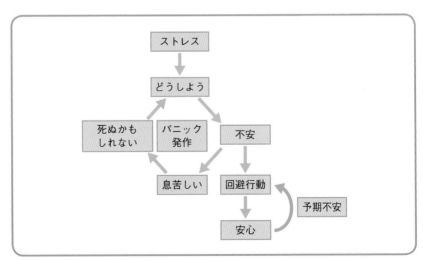

図Ⅲ-3-1　パニック症の心理

表Ⅲ-3-2　パニック症の診断基準（DSM-5-TR）

A. 繰り返される予期しないパニック発作．パニック発作とは，突然，激しい恐怖または強烈な不快感の高まりが数分以内でピークに達し，その時間内に，以下の症状のうち４つ（またはそれ以上）が起こる．
注：突然の高まりは，平穏状態，または不安状態から起こりうる．
(1) 動悸，心悸亢進，または心拍数の増加
(2) 発汗
(3) 身震いまたは震え
(4) 息切れ感または息苦しさ
(5) 窒息感
(6) 胸痛または胸部の不快感
(7) 嘔気または腹部の不快感
(8) めまい感，ふらつく感じ，頭が軽くなる感じ，または気が遠くなる感じ
(9) 寒気または熱感
(10) 異常感覚（感覚麻痺またはうずき感）
(11) 現実感消失（現実ではない感じ）または離人感（自分自身から離隔している）
(12) 抑制力を失うまたは"どうかなってしまう"ことに対する恐怖
(13) 死ぬことに対する恐怖
注：文化特有の症状（例：耳鳴り，首の痛み，頭痛，抑制を失っての叫びまたは号泣）がみられることもある．これらの症状は，必要な４つの症状の１つと数え上げるべきではない．
B. 発作のうちの少なくとも１つは，以下に述べる１つまたは両者が１カ月（またはそれ以上）続いている．
(1) さらなるパニック発作またはその結果について持続的な懸念または心配（例：抑制力を失う，心臓発作が起こる，"どうにかなってしまう"）
(2) 発作に関連した行動の意味のある不適応的変化（例：運動や不慣れな状況を回避するといった，パニック発作を避けるような行動）
C. その障害は，物質の生理学的作用（例：乱用薬物，医薬品），または他の医学的状態（例：甲状腺機能亢進症，心肺疾患）によるものでない．
D. その障害は，他の精神疾患によってうまく説明されない（例：パニック発作が生じる状況は，社交不安症の場合のように，恐怖する社交的状況に反応して生じたものではない；限局性恐怖症のように，限定された恐怖対象または状況に反応して生じたものではない；強迫症のように，強迫観念に反応して生じたものではない；心的外傷後ストレス症のように，外傷的出来事を想起させるものに反応して生じたものではない；または，分離不安症のように，愛着対象からの分離に反応して生じたものではない）．

［日本精神神経学会日本語版用語監修，髙橋三郎，大野　裕監訳：DSM-5-TR™精神疾患の診断・統計マニュアル，p.227-228，医学書院，2023 より許諾を得て転載］

やすいが，症状が再発・再燃することも多い．

B　診断

　表Ⅲ-3-2にDSM-5-TRの診断基準を示す．パニック症と他の不安症との違いは，パニック症では思いがけない時に発作が起こるが，他の不安症では発作の起こる状況が限定されているところである．パニック発作後，次の発作までの間は無症状である．パニック症は，うつ病を合併することも多い．アルコール依存や薬物依存と合併する場合もあるので注意が必要である．パ

表Ⅲ-3-3　パニック症と鑑別すべき身体疾患

循環器	狭心症，心筋梗塞，心不全，不整脈，肺血栓塞栓症，弁膜症，起立性低血圧，貧血
呼吸器	胸膜炎，気胸，気管支喘息，慢性閉塞性肺疾患（COPD）
内分泌・代謝	低血糖，褐色細胞腫，甲状腺機能亢進
神経系	多発性硬化症，側頭葉てんかん，脳腫瘍
消化器系	逆流性食道炎，過敏性腸症候群，クローン（Crohn）病
耳鼻科	メニエール（Ménière）病，良性発作性頭位眩暈症，突発性難聴，前庭神経炎
その他	感染症，電解質異常，月経前緊張症，帯状疱疹

ニック症と鑑別すべき身体疾患（**表Ⅲ-3-3**）は，循環器疾患，呼吸器疾患など多岐にわたる．

C　治療

　初期には，パニック発作を消失させることが重要である．

　治療は，薬物療法と認知行動療法（曝露：エクスポージャー，リラクセーション，認知や選択的注意の修正，呼吸訓練）を組み合わせて行う．薬物療法の中心は，選択的セロトニン再取り込み阻害薬（SSRI）などの抗うつ薬である．発作時や発作の前兆がみられた時には，抗不安薬を頓用薬*として処方することもある．うつ病との合併を診断された場合はうつ病の治療を優先する．

発作時の対応

　パニック発作が生じ，不安が増強した際には，「必ず数分で治り，決して死ぬことはない」と自身に言い聞かせるように指導する．またその場から離れて深呼吸や腹式呼吸をしたり，数を数えたりして気を紛らわせたり，抗不安薬を頓服することも有効である．

＊頓用／頓服薬
症状に応じて服用する薬．たとえば，発熱・疼痛・不安などの症状のある時に，処方されている薬を飲む．

パニック発作
患者がパニック発作を起こしたら，「大丈夫」といいながら背中をさすったり，ゆっくり吐くことを意識して一緒に深呼吸をし，不安が軽くなるまで付き添うとよい．

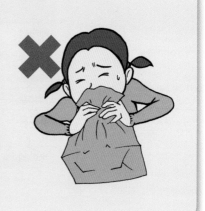

> **コラム**　**過換気症候群時の対応**
>
> 過換気症候群とは，心因性（過度な不安や緊張，パニック発作）に息苦しさを感じて，息を繰り返し激しく吐いたり吸ったりする状態である．血液中の二酸化炭素濃度が減少し，血液がアルカリ性に傾き，筋肉のけいれんや痺れ（テタニー）が現れる．過換気に対し，ペーパーバッグ法を用いることは有名であるが，窒息の危険性があるため，現在は行わない．1回の呼吸で，10秒くらいかけてゆっくり息を吐くと，次に深く息が吸えるので，だんだん楽になる．

agoraphobia

1-2　広場恐怖症

A　病態

　広場恐怖症の症状は，パニック発作が生じた時に助けが得られない，あるいは逃げるに逃げられないような場所や状況にいることを恐れ，回避することである．この症状の解釈には2つの考えがあり，パニック発作，予期不安が原因となり状況を回避した結果，広場恐怖症が生じるという考えと，広場恐怖症の症状が原因となりその結果としてパニック発作を生じるという考えがある．

B　診断

　表Ⅲ-3-4にDSM-5-TRの診断基準を示す．DSM-5-TRでは，広場恐怖症とパニック症の両方の診断基準を満たす場合，両方の診断が選択されるべきであるとされているが，ICD-10では「パニック障害を伴う広場恐怖」と診断され，パニック症は広場恐怖の重症度を示す．

C　治療

　SSRIを主とした薬物療法と，認知行動療法（曝露：エクスポージャー，リラクセーション，認知や選択的注意の修正，呼吸訓練）を組み合わせて治療する．運動療法（週3回，5km程度のジョギング）も有効とされる．ベンゾジアゼピン系抗不安薬には，依存・耐性の問題，傾眠，ふらつき，認知機能

表Ⅲ-3-4　広場恐怖症の診断基準（DSM-5-TR）

A. 以下の5つの状況のうち2つ（またはそれ以上）について著明な恐怖または不安がある．
　(1) 公共交通機関の利用（例：自動車，バス，列車，船，航空機）
　(2) 広い場所にいること（例：駐車場，市場，橋）
　(3) 囲まれた場所にいること（例：店，劇場，映画館）
　(4) 列に並ぶまたは群衆の中にいること
　(5) 家の外に1人でいること
B. その人は，パニック様の症状や，他の耐えられない，または当惑するような症状（例：高齢者の転倒の恐れ，失禁の恐れ）が起きたときに，脱出は困難で，援助が得られないかもしれないと考え，これらの状況を恐怖し，回避する．
C. 広場恐怖症の状況は，ほとんどいつも恐怖や不安を誘発する．
D. 広場恐怖症の状況は，積極的に避けられ，仲間の存在を必要とし，強い恐怖または不安を伴って耐えられている．
E. その恐怖または不安は，広場恐怖症の状況によってもたらされる現実的な危険やその社会文化的背景に釣り合わない．
F. その恐怖，不安，または回避は持続的で，典型的には6カ月以上続く．
G. その恐怖，不安，または回避は，臨床的に意味のある苦痛，または社会的，職業的，または他の重要な領域における機能の障害を引き起こす．
H. 他の医学的状態（例：炎症性腸疾患，パーキンソン病）が存在する場合には，恐怖，不安，または回避が明らかに過剰である．
I. その恐怖，不安，または回避は，他の精神疾患の症状ではうまく説明できない——例えば，症状は，「限局性恐怖症，状況」に限定されない，（社交不安症の場合のように）社交的状況のみに関連するものではない，（強迫症の場合のように）強迫観念，（身体醜形症のように）想像上の身体的外見の欠陥や欠点，（心的外傷後ストレス症の場合のように）外傷的な出来事を想起させるもの，（分離不安症の場合のように）分離の恐怖，だけに関連するものでない．
注：広場恐怖症はパニック症の存在とは関係なく診断される．その人の症状提示が，パニック症と広場恐怖症の基準を満たしたならば，両方の診断が選択されるべきである．

［日本精神神経学会日本語版用語監修，髙橋三郎，大野　裕監訳：DSM-5-TR™精神疾患の診断・統計マニュアル，p.238，医学書院，2023 より許諾を得て転載］

低下などの副作用があるため，一時的な使用にとどめ，漫然とした使用を避ける．

social anxiety disorder

1-3　社交不安症

A　病態

　症状は，人前で恥ずかしい思いをしたり，困惑したりすることに強い恐怖を抱き，そのような状況を回避しようとする．生涯有病率は3〜13％と報告により幅が大きいが，10〜20歳代の青年期に多く発症し，性差はほとんどない．低い自己評価や批判されることに対する恐れと関連しており，赤面，手の震え，悪心，尿意頻回を訴えることもある．性格の問題と考え，疾患を抱えながらも未治療のまま長期間苦しんでいる患者が多いといわれている．

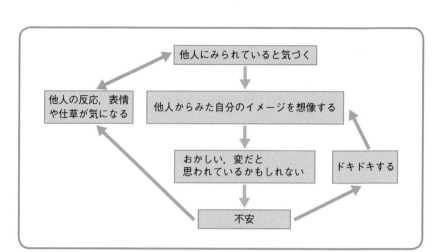

図Ⅲ-3-2　社交不安症の心理

社交不安症の心理を**図Ⅲ-3-2**に示す.

B　診断

　表Ⅲ-3-5にDSM-5-TRの診断基準を示す. うつ病, アルコール依存, 自殺企図（きと）などがみられることが多い. 症状が出現する場面が, 面接や人前でのスピーチなど, 多くの人が緊張するような場面に限られ社会生活に大きな支障がない場合は, 正常範囲と考える. 統合失調症との鑑別では, 統合失調症の注察妄想は訂正不能であること, また統合失調症では他の精神病症状が存在することから鑑別できる. 自閉スペクトラム症では, 視線や表情, 声色などから相手の気持ちを想像することが難しく, 対人関係でうまくいかなかった経験が多いため, 人前を苦手と感じる.

> **注察妄想**
>
> 人からじろじろみられている, または監視されていると確信する.

C　治療

　SSRIを主とした薬物療法と, 認知行動療法（心理教育, エクスポージャー, 認知療法, リラクセーション, ソーシャルスキルトレーニング）を組み合わせて治療する. 青年期から慢性に経過し, うつ病などを合併することが多いため, 「性格の問題」と判断せずに, 適切に治療することが必要である.

generalized anxiety disorder

1-4　全般不安症

A　病態

　症状は, 制御困難で生活全般にわたる過剰な不安が長期に続く. たとえば,

表Ⅲ-3-5　**社交不安症の診断基準（DSM-5-TR）**

A. 他者の注視を浴びる可能性のある 1 つ以上の社交場面に対する，著しい恐怖または不安．例として，社交的なやりとり（例：雑談すること，よく知らない人に会うこと），見られること（例：食べたり飲んだりすること），他者の前でなんらかの動作をすること（例：談話をすること）が含まれる．
　　注：児童の場合，その不安は成人との交流だけでなく，仲間達との状況でも起きるものでなければならない．

B. その人は，ある振る舞いをするか，または不安症状を見せることが，否定的な評価を受けることになると恐れている（すなわち，恥をかいたり恥ずかしい思いをするだろう，拒絶されたり，他者の迷惑になるだろう）．

C. その社交的状況はほとんど常に恐怖または不安を誘発する．
　　注：児童の場合，泣く，かんしゃく，凍りつく，まといつく，縮みあがる，または，社交的状況で話せないという形で，その恐怖または不安が表現されることがある．

D. その社交的状況は回避され，または，強い恐怖または不安を感じながら耐え忍ばれる．

E. その恐怖または不安は，その社交的状況がもたらす現実の危険や，その社会文化的背景に釣り合わない．

F. その恐怖，不安，または回避は持続的であり，典型的には 6 カ月以上続く．

G. その恐怖，不安，または回避は，臨床的に意味のある苦痛，または社会的，職業的，または他の重要な領域における機能の障害を引き起こしている．

H. その恐怖，不安，または回避は，物質（例：乱用薬物，医薬品）または他の医学的状態の生理学的作用によるものではない．

I. その恐怖，不安，または回避は，パニック症，身体醜形症，自閉スペクトラム症といった他の精神疾患の症状では，うまく説明されない．

J. 他の医学的状態（例：パーキンソン病，肥満，熱傷や負傷による醜形）が存在している場合，その恐怖，不安，または回避は，明らかに医学的状態とは無関係または過剰である．

[日本精神神経学会日本語版用語監修，髙橋三郎，大野　裕監訳：DSM-5-TR™精神疾患の診断・統計マニュアル，p.221-222，医学書院，2023 より許諾を得て転載]

自分や家族がすぐに病気になるのではないか，事故に遭うのではないかという恐怖が，他の心配事や不吉な予感とともに生じる．運動性緊張（そわそわして落ち着かないなど）や，自律神経症状（めまい，動悸，発汗，振戦，筋緊張など）を認めることがあり，症状が 6 ヵ月以上持続し，環境的ストレスと関係する．生涯有病率は 5% 程度で女性に多い．経過は慢性的で，症状はよくなったりわるくなったりと波がある．全般不安症はうつ病と併存することが多く，本症状がうつ病に先行することがある．

B　診 断

　表Ⅲ-3-6 に DSM-5-TR の診断基準を示す．身体疾患との鑑別では，甲状腺疾患，カフェインの過剰摂取，アルコールやベンゾジアゼピン系の抗不安薬・睡眠薬による離脱症状では，不安や落ち着かないなどの症状が出現するため注意する．全般不安症はうつ病と併存することも多いが，相違点を**表Ⅲ-3-7** に示した．

表Ⅲ-3-6　全般不安症の診断基準（DSM-5-TR）

A. （仕事や学業などの）多数の出来事または活動についての過剰な不安と心配（予期憂慮）が，起こる日のほうが起こらない日より多い状態が，少なくとも6カ月間にわたる．

B. その人は，その心配を抑制することが難しいと感じている．

C. その不安および心配は，以下の6つの症状のうち3つ（またはそれ以上）を伴っている（過去6カ月間，少なくとも数個の症状が，起こる日のほうが起こらない日より多い）．

注：児童の場合は1項目だけが必要

　(1) 落ち着きのなさ，緊張感，または神経の高ぶり

　(2) 疲労しやすいこと

　(3) 集中困難，または心が空白になること

　(4) 易怒性

　(5) 筋肉の緊張

　(6) 睡眠障害（入眠または睡眠維持の困難，または，落ち着かず熟眠感のない睡眠）

D. その不安，心配，または身体症状が，臨床的に意味のある苦痛，または社会的，職業的，または他の重要な領域における機能の障害を引き起こしている．

E. その障害は，物質（例：乱用薬物，医薬品）または他の医学的状態（例：甲状腺機能亢進症）の生理学的作用によるものではない．

F. その障害は他の精神疾患ではうまく説明されない〔例：パニック症におけるパニック発作が起こることの不安または心配，社交不安症における否定的評価，強迫症における汚染または，他の強迫観念，分離不安症における愛着の対象からの分離，心的外傷後ストレス症における外傷的出来事を思い出させるもの，神経性やせ症における体重が増加すること，身体症状症における身体的訴え，身体醜形症における想像上の外見上の欠点の知覚，病気不安症における深刻な病気をもつこと，または，統合失調症または妄想症における妄想的信念の内容，に関する不安または心配〕．

［日本精神神経学会日本語版用語監修，髙橋三郎，大野　裕監訳：DSM-5-TR™精神疾患の診断・統計マニュアル，p.242-243，医学書院，2023より許諾を得て転載］

表Ⅲ-3-7　全般不安症とうつ病の相違点

	睡眠	不安	集中力低下	その他
全般不安症	あれこれ悩んで眠れない，入眠困難	将来のことを心配する	次々と浮かび上がる不安のために集中できない	
うつ病	早朝覚醒	過去のことを悔やむ	思考制止や興味低下のため集中できない	食欲低下，自尊心の低下，希死念慮

C　治療

　SSRIを主剤とした薬物療法と，認知行動療法（心理教育，セルフ・モニタリング，認知療法，不安管理訓練，リラクセーション，エクスポージャー）を組み合わせて治療する．近年，ヨガの有効性も報告されている．

2 | 強迫症

obsessive-compulsive
disorder

2-1 | 強迫症

A　病　態

　強迫症（DSM-5 では強迫性障害）とは，自分では「ばかばかしい」とわかっているのに，自分の意思に反して現れて反復する考え（**強迫思考／強迫観念**）や，行動（**強迫行為**）のために，著しい苦痛を生じ，日常生活や社会生活に支障をきたす疾患である．強迫行為の心理を**図Ⅲ-3-3** に示す．

● 強迫思考の例：わいせつな考えが頭から離れない，不吉な数字（4 や 9）を極端に避ける．
● 強迫行為の例：手洗いを繰り返す，鍵のかけ忘れがないか確認することを繰り返す，自分の決めた手順で行わないと不吉なことが起こると考えて儀式的に行動する．

　生涯有病率は 2% 前後で，性差はない．男性は 15 〜 25 歳頃，女性は 20 〜 30 歳頃と，男性の方が女性より若年に発症する傾向がある．

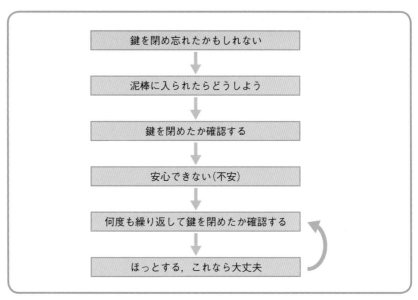

図Ⅲ-3-3　**強迫行為の心理**

表Ⅲ-3-8 強迫症の診断基準（DSM-5-TR）

A. 強迫観念，強迫行為，またはその両方の存在
　強迫観念は以下の（1）と（2）によって定義される：
　（1）繰り返される持続的な思考，衝動，またはイメージで，それは障害中の一時期には侵入的で不適切なものとして体験されており，たいていの人においてそれは強い不安や苦痛の原因となる．
　（2）その人はその思考，衝動，またはイメージを無視したり抑え込もうとしたり，または何か他の思考や行動（例：強迫行為を行うなど）によって中和しようと試みる．
　強迫行為は以下の（1）と（2）によって定義される：
　（1）繰り返しの行動（例：手を洗う，順番に並べる，確認する）または心の中の行為（例：祈る，数える，声を出さずに言葉を繰り返す）であり，その人は強迫観念に対応して，または厳密に適用しなくてはいけないある決まりに従ってそれらの行為を行うよう駆り立てられているように感じている．
　（2）その行動または心の中の行為は，不安または苦痛を避けるかまたは緩和すること，または何か恐ろしい出来事や状況を避けることを目的としている．しかしその行動または心の中の行為は，それによって中和したり予防したりしようとしていることとは現実的な意味ではつながりをもたず，または明らかに過剰である．
　　注：幼い児童はこれらの行動や心の中の行為の目的をはっきり述べることができないかもしれない．
B. 強迫観念または強迫行為は時間を浪費させる（1日1時間以上かける），または臨床的に意味のある苦痛，または社会的，職業的，または他の重要な領域における機能の障害を引き起こしている．
C. その障害は，物質（例：乱用薬物，医薬品）または他の医学的状態の直接的な生理学的作用によるものではない．
D. その障害は他の精神疾患の症状ではうまく説明できない（例：全般不安症における過剰な心配，身体醜形症における容貌へのこだわり，ためこみ症における所有物を捨てたり手放したりすることの困難さ，抜毛症における抜毛，皮膚むしり症における皮膚むしり，常同運動症における常同症，摂食症における習慣的な食行動，物質関連及び嗜癖症群における物質やギャンブルへの没頭，病気不安症における疾病をもつことへのこだわり，パラフィリア障害群における性的衝動や性的空想，秩序破壊的・衝動制御・素行症群における衝動，うつ病における罪悪感の反芻，統合失調スペクトラム症及び他の精神症群における思考吹入や妄想的なこだわり，自閉スペクトラム症における反復的な行動様式）．

［日本精神神経学会日本語版用語監修，髙橋三郎，大野　裕監訳：DSM-5-TR™精神疾患の診断・統計マニュアル，p.256，医学書院，2023 より許諾を得て転載］

B 診断

　表Ⅲ-3-8にDSM-5-TRの診断基準を示す．強迫症はうつ病に併存することが多い．ほかにも不安症や摂食症，チック*症などと併存することもある．統合失調症の妄想と鑑別する際には，強迫症では「ばかばかしい」とわかっていても止められないが，統合失調症では訂正不能な妄想である点が異なる．

＊チック
突発的，急速，くり返される不規則な運動もしくは発声（例：瞬目，咳払い）である．
［日本精神神経学会日本語版用語監修，髙橋三郎，大野　裕監訳：DSM-5-TR™精神疾患の診断・統計マニュアル，p.261，医学書院，2023 より引用］

C 治療

　SSRIや，クロミプラミンなどの三環系抗うつ薬による薬物療法と，認知行動療法（心理教育，曝露反応妨害法，認知療法）が行われる．

表Ⅲ-3-9 曝露反応妨害法で使用する不安回想表の例

不安の点数	行動
0	家でくつろぐ
10	出かける支度をする
20	家の周りを歩く
30	駅に行く
40	誰かと一緒に電車に1駅乗る
50	一人で電車に1駅乗る
60	一人で電車に3駅乗る
70	一人で混んでいる電車に乗る
80	特急列車に乗る
90	新幹線に乗る
100	飛行機に乗る

　曝露反応妨害法とは，強迫症に有効な認知行動療法の1つで，曝露法と反応妨害法を組み合わせた技法である．不安状態に自分を曝したまま（曝露），強迫行為をしなくても（反応妨害）不安が軽減することを繰り返し体験してもらうことで，次第に強迫行為は不要となり強迫観念も解消されていく．不安階層表を作成し，不安の点数の低いものから順に行う（**表Ⅲ-3-9**）．

3 心的外傷およびストレス因関連症群

post-traumatic stress disorder（PTSD）

3-1 心的外傷後ストレス症（PTSD）

A 病態

　心的外傷体験（トラウマ）に曝されたことによる精神的後遺症のことをさす．心的外傷体験とは，生命や身体が危険であると感じるような衝撃的なできごとであり，たとえば，災害，激しい事故，他人の変死の目撃，テロリズム，強姦や性犯罪などをさす．それらを直接体験したか，直に目撃したか，身近な人に起こったということを耳にしたことで起こる．

典型的な症状としては，

①**再体験症状**：トラウマに関する不快で苦痛な記憶が，突然，鮮明に生々し

い感覚として蘇ったり（フラッシュバック），繰り返し悪夢をみる．

②回避：心的外傷体験を想起させる場所や人などを避ける．

③過覚醒状態：不眠やイライラ，集中困難，些細なことで驚く（驚愕反応）などの過敏な状態である．

心的外傷体験後，数週から数ヵ月にわたる潜伏期間を経て発症し（通常は6ヵ月以内），症状は1ヵ月以上持続する．

B 診断

表Ⅲ-3-10にDSM-5-TRの診断基準を示す．急性ストレス症とPTSDとの鑑別では，急性ストレス症は心的外傷体験後すぐに発症し，症状は1ヵ月以内に治まるが，PTSDでは潜伏期間の後に発症し，症状は1ヵ月以上持続する．小児がPTSDを発症した場合は，退行［指しゃぶり，おねしょ（夜尿），赤ちゃん言葉］，一人になることを恐れる，親から離れられないなど，行動面に症状が出ることが多い．

C 治療

EMDR
眼球運動による脱感作と再処理法（eye movement desensitization reprosessing：EMDR）とは，左右に眼球を動かしながらトラウマ体験を想起することで，フラッシュバックなどの症状を減らしていく治療法である．PTSDに対する有効性が注目されている．

「本当につらい経験でしたね．よく受診されましたね」と共感的に接する．トラウマ体験については，患者から無理に話を引き出さず，患者のペースで話せる内容を聴取していく．また，PTSDは誰にでも起こりうる病気であり，患者の性格が原因ではないことを伝える．

認知行動療法の一種である，持続エクスポージャー療法が保険適用である．また，ほかの認知行動療法（心理教育，リラクセーション，エクスポージャー，認知療法，不安管理訓練），EMDR，精神分析的治療や，SSRIを中心とした抗うつ薬による薬物療法を行う．小児の場合は絵画療法やプレイセラピーなども行われる．

acute stress disorder

3-2 急性ストレス症

A 病態

心的外傷体験後にみられる，急性で一過性の精神障害をさす．通常は心的外傷体験後すぐに発症し，1ヵ月以内に症状は治まる．

症状としては，①侵入症状（悪夢，フラッシュバックなど），②陰性気分（幸福や愛情を感じない），③解離症状（無感覚，心的外傷体験を思い出せない），④回避症状（外傷体験を想起させる場所や人などを回避する），⑤覚醒症状（不眠，警戒心，過剰な驚愕反応など）を認める．約半分はPTSDに移

表Ⅲ-3-10　心的外傷後ストレス症の診断基準（DSM-5-TR）　※ 6 歳以上に適応

注：以下の基準は成人，青年，6 歳を超える児童について適用する．6 歳かそれ以下の児童については後述の基準を参照すること．

A. 実際にまたは危うく死ぬ，重傷を負う，性的暴力を受ける出来事への，以下のいずれか 1 つ（またはそれ以上）の形による曝露：
　(1) 心的外傷的出来事を直接体験する．
　(2) 他人に起こった出来事を直に目撃する．
　(3) 近親者または親しい友人に起こった心的外傷的出来事を耳にする．家族または友人が実際に死んだ出来事または危うく死にそうになった出来事の場合，それは暴力的なものまたは偶発的なものでなくてはならない．
　(4) 心的外傷的出来事の強い不快感をいだく細部に，繰り返しまたは極端に曝露される体験をする（例：遺体を収集する緊急対応要員，児童虐待の詳細に繰り返し曝露される警官）．
　　注：基準 A4 は，仕事に関連するものでない限り，電子媒体，テレビ，映像，または写真による曝露には適用されない．

B. 心的外傷的出来事の後に始まる，その心的外傷的出来事に関連した，以下のいずれか 1 つ（またはそれ以上）の侵入症状の存在：
　(1) 心的外傷的出来事の反復的，不随意的，および侵入的で苦痛な記憶
　　注：6 歳を超える児童の場合，心的外傷的出来事の主題または側面が表現された遊びを繰り返すことがある．
　(2) 夢の内容と感情またはそのいずれかが心的外傷的出来事に関連している，反復的で苦痛な夢
　　注：児童の場合，内容のはっきりしない恐ろしい夢のことがある．
　(3) 心的外傷的出来事が再び起こっているように感じる，またはそのように行動する解離反応（例：フラッシュバック）（このような反応は 1 つの連続体として生じ，非常に極端な場合は現実の状況への認識を完全に喪失するという形で現れる）．
　　注：児童の場合，心的外傷に特異的な再演が遊びの中で起こることがある．
　(4) 心的外傷的出来事の側面を象徴するまたはそれに類似する，内的または外的なきっかけに曝露された際の強烈なまたは遷延する心理的苦痛
　(5) 心的外傷的出来事の側面を象徴するまたはそれに類似する，内的または外的なきっかけに対する顕著な生理学的反応

C. 心的外傷的出来事に関連する刺激の持続的回避．心的外傷的出来事の後に始まり，以下のいずれか 1 つまたは両方で示される．
　(1) 心的外傷的出来事についての，または密接に関連する苦痛な記憶，思考，または感情の回避，または回避しようとする努力
　(2) 心的外傷的出来事についての，または密接に関連する苦痛な記憶，思考，または感情を呼び起こすことに結びつくもの（人，場所，会話，行動，物，状況）の回避，または回避しようとする努力

D. 心的外傷的出来事に関連した認知と気分の陰性の変化．心的外傷的出来事の後に発現または悪化し，以下のいずれか 2 つ（またはそれ以上）で示される．
　(1) 心的外傷的出来事の重要な側面の想起不能（通常は解離性健忘によるものであり，頭部外傷やアルコール，または薬物など他の要因によるものではない）
　(2) 自分自身や他者，世界に対する持続的で過剰に否定的な信念や予想（例：「私が悪い」，「誰も信用できない」，「世界は徹底的に危険だ」，「私の全神経系は永久に破壊された」）
　(3) 自分自身や他者への非難につながる，心的外傷的出来事の原因や結果についての持続的でゆがんだ認識
　(4) 持続的な陰性の感情状態（例：恐怖，戦慄，怒り，罪悪感，または恥）
　(5) 重要な活動への関心または参加の著しい減退
　(6) 他者から離隔している，または疎遠になっている感覚
　(7) 陽性の情動を体験することが持続的にできないこと（例：幸福や満足，愛情を感じることができないこと）

（つづく）

表Ⅲ-3-10　つづき

E. 心的外傷的出来事と関連した，覚醒度と反応性の著しい変化．心的外傷的出来事の後に発現または悪化し，以下のいずれか2つ（またはそれ以上）で示される．
 (1) 人や物に対する言語的または身体的な攻撃性で通常示される，（ほとんど挑発なしでの）易刺激性と激しい怒り
 (2) 無謀なまたは自己破壊的な行動
 (3) 過度の警戒心
 (4) 過剰な驚愕反応
 (5) 集中困難
 (6) 睡眠障害（例：入眠や睡眠維持の困難，または浅い眠り）
F. 障害（基準 B, C, D および E）の持続が1ヵ月以上
G. その障害は，臨床的に意味のある苦痛，または社会的，職業的，または他の重要な領域における機能の障害を引き起こしている．
H. その障害は，物質（例：医薬品またはアルコール）または他の医学的状態の生理学的作用によるものではない．

[日本精神神経学会日本語版用語監修，髙橋三郎，大野　裕監訳：DSM-5-TR™精神疾患の診断・統計マニュアル，p.291-293，医学書院，2023 より許諾を得て転載]

行する．

B　診　断

　表Ⅲ-3-11 に DSM-5-TR の診断基準を示す．

C　治　療

　通常は，心的外傷体験後1ヵ月以内に症状は治まるので，安全な状況下で食事や睡眠をしっかりとり，生活リズムを整えながら症状の改善を待つ．無理に心的外傷体験について語らせるのではなく，本人が心的外傷体験について話したい時にだけ，共感的な姿勢で話を聞く．SSRI などの抗うつ薬を中心とした薬物療法を行う場合もある．

adjustment disorders

3-3　適応反応症

A　病　態

　適応反応症（DSM-5 では適応障害）とは，周囲の環境にうまく適応できず，そのことがストレス因となり，感情面または行動面に症状が出現する．症状はたとえば，抑うつ気分，不安，集中力低下，落ち着かない，意欲低下

表Ⅲ-3-11　急性ストレス症の診断基準（DSM-5-TR）

A. 実際にまたは危うく死ぬ，重傷を負う，性的暴力を受ける出来事への，以下のいずれか1つ（またはそれ以上）の形による曝露：

  (1) 心的外傷的出来事を直接体験する．

  (2) 他人に起こった出来事を直に目撃する．

  (3) 近親者または親しい友人に起こった出来事を耳にする．

  注：家族または友人が実際に死んだ出来事または危うく死にそうになった出来事の場合，それは暴力的なものまたは偶発的なものでなくてはならない．

  (4) 心的外傷的出来事の強い不快感をいだく細部に，繰り返しまたは極端に曝露される体験をする（例：遺体を収集する緊急対応要員，児童虐待の詳細に繰り返し曝露される警官）．

  注：仕事に関連するものでない限り，電子媒体，テレビ，映像，または写真による曝露には適用されない．

B. 心的外傷的出来事の後に発現または悪化している，侵入症状，否定的気分，解離症状，回避症状，覚醒症状の5領域のいずれかの，以下の症状のうち9つ（またはそれ以上）の存在

  侵入症状

  (1) 心的外傷的出来事の反復的，不随意的，および侵入的で苦痛な記憶

  注：児童の場合，心的外傷的出来事の主題または側面が表現された遊びを繰り返すことがある．

  (2) 夢の内容と感情またはそのいずれかが心的外傷的出来事に関連している，反復的で苦痛な夢

  注：児童の場合，内容のはっきりしない恐ろしい夢のことがある．

  (3) 心的外傷的出来事が再び起こっているように感じる，またはそのように行動する解離症状（例：フラッシュバック）（このような反応は1つの連続体として生じ，非常に極端な場合は現実の状況への認識を完全に喪失するという形で現れる）．

  注：児童の場合，心的外傷に特異的な再演が遊びの中で起こることがある．

  (4) 心的外傷的出来事の側面を象徴するまたはそれに類似する，内的または外的なきっかけに反応して起こる，強烈なまたは遷延する心理的苦痛または顕著な生理的反応

  否定的気分

  (5) 陽性の情動を体験することの持続的な不能（例：幸福，満足，または愛情を感じることができない）

  解離症状

  (6) 周囲または自分自身の現実が変容した感覚（例：他者の視点から自分を見ている，ぼーっとしている，時間の流れが遅い）

  (7) 心的外傷的出来事の重要な側面の想起不能（通常は解離性健忘によるものであり，頭部外傷やアルコール，または薬物など他の要因によるものではない）

  回避症状

  (8) 心的外傷的出来事についての，または密接に関連する苦痛な記憶，思考，または感情を回避しようとする努力

  (9) 心的外傷的出来事についての，または密接に関連する苦痛な記憶，思考，または感情を呼び起こすことに結びつくもの（人，場所，会話，行動，物，状況）を回避しようとする努力

  覚醒症状

  (10) 睡眠障害（例：入眠や睡眠維持の困難，または浅い眠り）

  (11) 人や物に対する言語的または身体的な攻撃性で通常示される，（ほとんど挑発なしでの）易刺激性の行動と激しい怒り

  (12) 過度の警戒心

  (13) 集中困難

  (14) 過剰な驚愕反応

C. 障害（基準Bの症状）の持続は心的外傷への曝露後に3日〜1カ月

  注：通常は心的外傷後すぐ症状が出現するが，診断基準を満たすには持続が最短でも3日，および最長でも1カ月の必要がある．

（つづく）

表Ⅲ-3-11 つづき

D. その障害は，臨床的に意味のある苦痛，または社会的，職業的，または他の重要な領域における機能の障害を引き起こしている．
E. その障害は，物質（例：医薬品またはアルコール）または他の医学的状態（例：軽度外傷性脳損傷）の生理学的作用によるものではなく，短期精神症ではうまく説明されない．

［日本精神神経学会日本語版用語監修，髙橋三郎，大野　裕監訳：DSM-5-TR™精神疾患の診断・統計マニュアル，p.303-305，医学書院，2023 より許諾を得て転載］

表Ⅲ-3-12 適応反応症の診断基準（DSM-5-TR）

A. はっきりと確認できるストレス因に反応して，そのストレス因の始まりから3カ月以内に情動面または行動面の症状が出現
B. これらの症状や行動は臨床的に意味のあるもので，それは以下のうち1つまたは両方の証拠がある．
（1）症状の重症度や表現型に影響を与えうる外的文脈や文化的要因を考慮に入れても，そのストレス因に不釣り合いな程度や強度をもつ著しい苦痛
（2）社会的，職業的，または他の重要な領域における機能の重大な障害
C. そのストレス関連症は他の精神疾患の基準を満たしていないし，すでに存在している精神疾患の単なる悪化でもない．
D. その症状は正常の死別反応を示すものではなく，遷延性悲嘆症ではうまく説明されない．
E. そのストレス因，またはその結果がひとたび終結すると，症状がその後さらに6カ月以上持続することはない．

［日本精神神経学会日本語版用語監修，髙橋三郎，大野　裕監訳：DSM-5-TR™精神疾患の診断・統計マニュアル，p.309，医学書院，2023 より許諾を得て転載］

などである．ストレス因がなくなれば，その後症状が長期に続くことはない．適応反応症は，学生であれば不登校，社会人であれば職場不適応として扱われ，ひきこもりを呈することもある．最近は，パーソナリティ症や自閉スペクトラム症をベースとした適応反応症の患者が増加している．

B 診断

　表Ⅲ-3-12 に DSM-5-TR の診断基準を示す．うつ病など他の診断名がつくのであれば，そちらの診断名を優先させ，適応反応症とは診断しない．

C 治療

　食事と睡眠をしっかりとって休養し，ストレスの解消ないし軽減を図ることが治療となる．日々のストレス対処法を考えていくことも重要である．心理教育や日常生活指導，認知行動療法を合わせて行い，対症療法として，抗

うつ薬や抗不安薬による薬物療法を行う場合もある．

4 解離症群

解離症とは，自己意識（自分が自分であるという感覚）の異常であり，記憶や意識が障害される．解離症は無意識的であり，本人がコントロールすることはできない．

解離症は，幼児期の虐待などの心的外傷との関連が示唆されている．無意識に，記憶を封じ込めたり，つらい感情をもった人格の一部を切り離したりして，心的外傷に直面することを回避することができる（**一次疾病利得**）．さらに解離による症状が現れたことで，家族や社会に守られるという利点が得られる（**二次疾病利得**）．解離症では，症状による苦痛を訴えるが，それについてあまり悩んでいないようにみえることが多く，これを満ち足りた無関心と呼ぶ．

治療は，安定した治療関係の下で，症状をコントロールできるようにすることを目指す．

一次疾病利得と二次疾病利得

疾病利得とは，病気によって得することをいう．一次疾病利得は，病気になることでつらいことを忘れることができるということ，二次疾病利得は，病気になったことで周囲の人が反応し，本人が得をすることである．たとえば，学校に行きたくないと悩んでいる時に，おなかが痛くなって学校を休んだら，「学校に行くことを悩まなくて済んだ」というのは一次疾病利得で，「家族や友達が心配してくれた」というのは二次疾病利得である．

4-1 解離性同一症

A 病態

解離性同一症（DSM-5 では解離性同一性障害）とは，自己同一性が破綻しているため，普段の人格から，急速で劇的に，まったく別の人格へ交代する様子がみられる．二重人格や多重人格と呼ばれたり，霊魂や神にとりつかれているかのように振舞うこともある．個々の人格は，それぞれ名前をもち，一貫した特徴や行動パターンを示す．互いの人格について知っている場合も，知らない場合もあり，パターンはさまざまである．

B 診断

表Ⅲ-3-13 に DSM-5-TR の診断基準を示す．解離性同一症では，幻聴や幻視などの統合失調症に似た症状を認めることもあるため，統合失調症と診断される場合もあるが，解離性同一症では思考障害を認めず，現実検討能力が保たれているが，統合失調症では思考障害（妄想や連合弛緩など）を認め，現実検討能力が低下する点で異なる．

表Ⅲ-3-13　**解離性同一症の診断基準（DSM-5-TR）**

A. 2つまたはそれ以上の，他とはっきり区別されるパーソナリティ状態によって特徴づけられた同一性の破綻で，文化によっては憑依体験と記述されうる．同一性の破綻とは，自己感覚や主体性感覚の明らかな不連続を意味し，感情，行動，意識，記憶，知覚，認知，および／または感覚運動機能の変容を伴う．これらの徴候や症状は他の人により観察される場合もあれば，本人から報告される場合もある．
B. 日々の出来事，重要な個人的情報，および／または心的外傷的な出来事の想起についての空白の繰り返しであり，それらは通常の物忘れでは説明がつかない．
C. その症状は，臨床的に意味のある苦痛，または社会的，職業的，または他の重要な領域における機能の障害を引き起こしている．
D. その障害は，広く受け入れられた文化的または宗教的な慣習の正常な部分とはいえない．
　　注：児童の場合，その症状は想像上の遊び友達または他の空想的遊びとしてうまく説明されるものではない．
E. その症状は物質（例：アルコール中毒時のブラックアウトまたは混乱した行動）や他の医学的状態（例：焦点減損発作）の生理学的作用によるものではない．

［日本精神神経学会日本語版用語監修，髙橋三郎，大野　裕監訳：DSM-5-TR™精神疾患の診断・統計マニュアル，p.320，医学書院，2023 より許諾を得て転載］

C　治療

　患者は生活が破綻している場合が多いので，まずは患者が安定して日常生活，社会生活を送れることを目指し，少しずつ信頼関係を構築していく．休養や環境調整を行い，症状が安定してきたところで，精神療法（精神分析的精神療法，認知行動療法，催眠療法など）を行っていく．人格の完全な統合は決して容易ではないため，解離症状に影響されず，安心して生活できるようになることが目標である．

dissociative amnesia

4-2　解離性健忘（けんぼう）

A　病態

　症状は，自身の経歴の一部や重要なできごとを，突然想起できなくなる．一般的な知識については保たれているので，日常生活を問題なく送ることができる．ほとんどの患者では，ストレス状況下から離れると，自然に記憶を思い出す．忘れている記憶はストレスの強い記憶であることが多いため，突然に記憶を思い出した場合は，自殺の危険が高まることがある．

● **解離性遁走**（とんそう）：解離性健忘に加えて，意図的に家庭や職場から突然逃げ去る．まったく新しい人物になりすまして生活していることもある．通常は数時間〜数日で改善するが，時には数ヵ月に及ぶこともある．解離性遁走が解決した時には，解離性遁走していた間のことを想起できなくなる．

● **全生活史健忘**：自分の人生に起こったすべてのことを思い出せなくなる．家庭問題や社会的問題（借金，倒産，人間関係，犯罪など）に関連してお

表Ⅲ-3-14　解離性健忘の診断基準（DSM-5-TR）

A. 重要な自伝的情報で，通常，心的外傷的またはストレスの強い性質をもつものの想起が不可能であり，通常の物忘れでは説明ができない．
注：解離性健忘のほとんどが，特定の1つまたは複数の出来事についての限局的または選択的健忘，または同一性および生活史についての全般性健忘である．
B. その症状は，臨床的に意味のある苦痛，または社会的，職業的，または他の重要な領域における機能の障害を引き起こしている．
C. その障害は，物質（例：アルコールまたは他の乱用薬物，医薬品），または神経学的病態または他の医学的病態（例：複雑部分発作，一過性全健忘，閉鎖性頭部外傷・外傷性脳損傷の後遺症，他の神経学的病態）の生理学的作用によるものではない．
D. その障害は，解離性同一症，心的外傷後ストレス症，急性ストレス症，身体症状症，または認知症又は軽度認知障害によってうまく説明できない．

［日本精神神経学会日本語版用語監修，髙橋三郎，大野　裕監訳：DSM-5-TR™精神疾患の診断・統計マニュアル，p.327，医学書院，2023 より許諾を得て転載］

り，自己の存在自体を健忘してしまうので，精神的自殺ともいわれる．全生活史健忘では，解離性遁走を伴うことが多い．

B　診断

表Ⅲ-3-14 に DSM-5-TR の診断基準を示す．解離性健忘を診断する際には，器質性の健忘症や，複雑部分けいれん，詐病（さびょう）や作為症と鑑別する必要がある．詐病や作為症では，刑事罰を逃れたい，金銭的な援助を受けたいなどの願望があるかもしれない．

C　治療

まずは患者が安全な環境で安心して生活できるようになることを目指す．「健忘することで，ストレスの多いできごとに直面することから逃げる」という，心の防衛という側面があるため，健忘していた記憶を取り戻すと，患者は非常に動揺し，抑うつ気分や希死念慮（きしねんりょ）が生じる場合もある．よって，健忘の解消は慎重に進めなければならない．健忘に対して何かするというよりも，家族と相談しながら心因となったできごとを解消するように調整し，自然経過でみていくことで症状が改善することもある．幼少期の体験に基づく葛藤が原因の場合には，健忘を繰り返すこともあるので，本格的な精神療法の導入を検討する必要がある．全生活史健忘の場合も，健忘の解消は危険を伴うので，記憶を抑圧する必要がなくなるまで環境調整をしながら待つ．

表Ⅲ-3-15　離人感・現実感消失症の診断基準（DSM-5-TR）

A. 離人感，現実感消失，またはその両方の持続的または反復的な体験が存在する．
(1) 離人感：自らの考え，感情，感覚，身体，または行為について，非現実，離隔，または外部の傍観者であると感じる体験（例：知覚の変化，時間感覚のゆがみ，非現実的なまたは存在しない自分，情動的および／または身体的な麻痺）．
(2) 現実感消失：周囲に対して，非現実または離隔の体験（例：人または物が非現実的で，夢のような，霧がかかった，生命をもたない，または視覚的にゆがんでいる，と体験される）
B. 離人感または現実感消失の体験の間，現実検討は正常に保たれている．
C. その症状は，臨床的に意味のある苦痛，または社会的，職業的，または他の重要な領域における機能の障害を引き起こしている．
D. その障害は物質（例：乱用薬物，医薬品）または他の医学的状態（例：てんかん発作）の生理学的作用によるものではない．
E. その障害は，統合失調症，パニック症，うつ病，急性ストレス症，心的外傷後ストレス症，または他の解離症のような，他の精神疾患ではうまく説明できない．

［日本精神神経学会日本語版用語監修，髙橋三郎，大野　裕監訳：DSM-5-TR™精神疾患の診断・統計マニュアル，p.333，医学書院，2023 より許諾を得て転載］

depersonalization

4-3 ｜ 離人感・現実感消失症

A　病 態

　離人感とは，自分自身の感性や経験が分離されていると感じたり，よそよそしく，自分自身のものではない，失われている，などと感じる（ICD-10）ことをいう．たとえば，自分の考えや行動が，自分自身のものではなく，まるで外部の傍観者のように感じる．「自分が死んでいる」と感じることもある．

　現実感消失とは，対象，人や周囲全体が非現実的で，よそよそしく，人工的で，色彩がなく，生命感がないようにみえる（ICD-10）ことをいう．たとえば，周囲の様子が自然ではないと違和感がある，周囲の人が不自然な演技をしているように感じる．

　患者は，症状が現実に起こっているわけではないと自覚している．

B　診 断

　表Ⅲ-3-15に，DSM-5-TRの診断基準を示す．離人感，現実感消失は，うつ病や統合失調症，急性ストレス症，他の解離症群，側頭葉てんかんの前兆などでもみられることがある．

C 治療

　併存疾患がある場合は，それに対する薬物療法を行う．まずは患者が安心して生活できるようになることを目指す．そして，症状が起こる原因や経過を考えながら，ストレスマネジメントや，自己理解を深めていく．

5 | 身体症状症

5-1 | 身体症状症

somatic symptom disorder

A 病態

　以前には身体化障害，身体表現性障害などと呼ばれていたが，現在ではそれらをまとめて身体症状症と呼ばれる．身体症状症では，臨床所見や検査結果では説明がつかない，多彩な身体症状を認め，症状は長期に持続する．症状は，痛み，悪心，嘔吐，嚥下困難，呼吸困難などである．症状に強くこだわるため，日常生活や社会生活，周囲との人間関係に支障をきたす．患者は治療に満足せず，頻繁に病院を変えたり，同時に複数の医師に治療を求めたりする（ドクターショッピング）．患者にとって，「症状があることで，自分は病人でいられる，周りの人が心配してくれる」という疾病利得がある．身体症状症は，圧倒的に女性に多く，30歳以前で発症し，長期に症状が続く．

B 診断

　表Ⅲ-3-16にDSM-5-TRの診断基準を示す．全身性エリテマトーデス（systemic lupus erythematosus：SLE）や甲状腺機能異常，多発性硬化症などの，多彩な身体症状を呈する一般身体疾患を除外することが重要である．また，統合失調症や不安症，気分症，作為症，詐病などとの鑑別診断を行うことも必要である．うつ病や不安症，アルコール依存症や薬物依存，パーソナリティ症が併存することもある．

C 治療

　一人の医師が主治医となった場合に，最も治療がうまくいくといわれる．ドクターショッピングにより，複数の医師がかかわっている患者ほど予後がわるい．治癒を期待せず，症状への対処法を見出し，症状をコントロールできるように援助することが重要である．

表Ⅲ-3-16 **身体症状症の診断基準（DSM-5-TR）**

A. 1つまたはそれ以上の，苦痛を伴う，または日常生活に意味のある混乱を引き起こす身体症状
B. 身体症状，またはそれに伴う健康への懸念に関連した過度な思考，感情，または行動で，以下のうち少なくとも1つによって顕在化する．
  (1) 自分の症状の深刻さについての不釣り合いかつ持続する思考
  (2) 健康または症状についての持続する強い不安
  (3) これらの症状または健康への懸念に費やされる過度の時間と労力
C. 身体症状はどれひとつとして持続的に存在していないかもしれないが，症状のある状態は持続している（典型的には6カ月以上）．

［日本精神神経学会日本語版用語監修，髙橋三郎，大野 裕監訳：DSM-5-TR™精神疾患の診断・統計マニュアル，p.341，医学書院，2023 より許諾を得て転載］

illness anxiety disorder

5-2 | 病気不安症

A 病態

　以前は，心気症，心気障害と呼ばれたが，現在はそれらをまとめて病気不安症と呼ばれる．患者は，「自分は重い病気である」または「病気にかかりつつある」という考えにとらわれている．身体症状は存在しないか，存在してもごく軽度である．病気の診断を求めて，頻繁に複数の医療機関を受診したり（ドクターショッピング），不適切に医療を避けたり，医療不信に陥っている患者もいる．

　一般内科クリニックを受診した患者の5%程度が病気不安症という報告があるが，性差はないといわれる．

B 診断

　表Ⅲ-3-17 に DSM-5-TR の診断基準，**図Ⅲ-3-4** に身体症状症との相違点を示す．うつ病や全般不安症，パーソナリティ症と併存する場合がある．

C 治療

　確立された治療法はないが，SSRI や認知行動療法が有用な場合がある．患者と医療者の信頼関係が重要であり，「受診することで安心できる」医療者の元に継続的に受診することで，多少症状があっても普通に日常生活を送れるようになることを目指す．

表Ⅲ-3-17　病気不安症の診断基準（DSM-5-TR）

A. 重い病気である，または病気にかかりつつあるというとらわれ
B. 身体症状は存在しない，または存在してもごく軽度である．他の医学的状態が存在する，または発症する危険が高い場合（例：濃厚な家族歴がある）は，とらわれは明らかに過度であるか不釣り合いなものである．
C. 健康に対する強い不安が存在し，かつ健康状態について容易に恐怖を感じる．
D. その人は過度の健康関連行動を行う（例：病気の徴候が出ていないか繰り返し体を調べ上げる），または不適切な回避を示す（例：受診予約や病院を避ける）．
E. 病気についてのとらわれは少なくとも6カ月は存在するが，恐怖している特定の病気は，その間変化するかもしれない．
F. その病気に関連したとらわれは，身体症状症，パニック症，全般不安症，身体醜形症，強迫症，または「妄想症，身体型」などの他の精神疾患ではうまく説明できない．

[日本精神神経学会日本語版用語監修，髙橋三郎，大野　裕監訳：DSM-5-TR™精神疾患の診断・統計マニュアル，p.346，医学書院，2023 より許諾を得て転載]

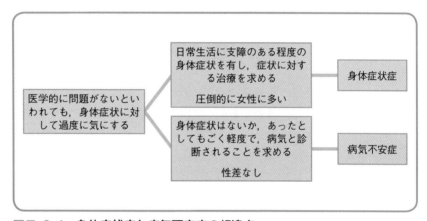

図Ⅲ-3-4　身体症状症と病気不安症の相違点

conversion disorder

5-3　機能性神経学的症状症（変換症）

A　病態

　機能性神経学的症状症（変換症）（DSM-5 では転換性障害）では，心理的な問題が，1つまたはそれ以上の随意運動，感覚機能の変化に置き換えられ，医学的な検査を行っても検査結果と症状は適合しない．これらの症状は無意識で生じており，症状を意図的に作り出している詐病とは異なる．

　発症はほとんど突然である．症状で多いのは，知覚麻痺やけいれん，失立・失歩，失声や，偽発作などである．患者は，転倒してけがをすることはないし，腱反射の異常や筋肉の萎縮もみられない．疾病利得が強く，満ち足りた無関心を認めることが多い．

偽発作

変換症の症状の1つであり，心因性非てんかん（癲癇）性発作と呼ばれる．偽発作では，発作時の脳波異常を認めないなどの，器質的な異常を認めない．心因によって，てんかんのような発作が出現する．

表Ⅲ-3-18 機能性神経学的症状症（変換症）の診断基準（DSM-5-TR）

A. 1つまたはそれ以上の随意運動，または感覚機能の変化の症状
B. その症状と，認められる神経疾患または医学的状態とが適合しないことを裏づける臨床的所見がある．
C. その症状または欠損は，他の医学的疾患や精神疾患ではうまく説明されない．
D. その症状または欠損は，臨床的に意味のある苦痛，または社会的，職業的，または他の重要な領域における機能の障害を引き起こしている，または医学的な評価が必要である．

［日本精神神経学会日本語版用語監修，髙橋三郎，大野　裕監訳：DSM-5-TR™精神疾患の診断・統計マニュアル，p.350，医学書院，2023 より許諾を得て転載］

どの年齢でも起こりうるが，思春期，成人期早期に生じることが多い．小児期では，ストレスが緩和すると，すみやかに症状が消失することが多い．発症が突然ではない，ストレス因子がはっきりしない，疾病利得が多い，病前に社会適応がわるい場合は，予後不良と考えられる．

B 診断

表Ⅲ-3-18 に DSM-5-TR の診断基準を示す．内科・神経疾患との鑑別が重要である．変換症と診断される患者のうち 25 〜 50％で，最終的には身体疾患の初期症状であったと判明することがあるので，長期に症状が続く場合は，身体の再検査をすることも重要である．

C 治療

検査の結果，器質的な異常がみつからない場合は，繰り返しの検査は避けることが望ましい．心理的葛藤の解決や，環境上のストレスの軽減を目指し，さまざまな精神療法を組み合わせて治療する．

factitious disorder

5-4 作為症

A 病態

作為症（DSM-5 では虚偽性障害）では，身体的または精神的な症状をねつ造する．自分で切創をつくったり，毒物を自分に注入することさえある．
ICD-10 には，「この行動パターンをもつ患者は，通常，パーソナリティおよび対人関係における多数の他の著しい異常の徴候を示す．最もありふれた動機には，刑事訴訟を避けること，不正な薬物を手に入れること，徴兵や危険な軍務を逃れること，そして病気であることの利得，あるいは住まいのよ

表Ⅲ-3-19　作為症の診断基準（DSM-5-TR）

作為症，自らに負わせる

A. 身体的または心理的な徴候または症状のねつ造，または外傷または疾病の意図的な誘発で，確認されたごまかしと関連している．
B. 自分自身が病気，障害，または外傷を負っていると周囲に示す．
C. 明らかな外的報酬がない場合でも，ごまかしの行動が確かである．
D. その行動は，妄想症または他の精神症のような他の精神疾患ではうまく説明できない．

作為症，他者に負わせる（従来の，代理人による虚偽性障害）

A. 他者においての，身体的または心理的な徴候または症状のねつ造，または外傷または疾病の意図的な誘発で，確認されたごまかしと関連している．
B. 他者（被害者）が，病気，障害，または外傷を負っていると周囲に示す．
C. 明らかな外的報酬がない場合でも，ごまかしの行動が確かである．
D. その行動は，妄想症または他の精神症のような他の精神疾患ではうまく説明できない．
注：本診断はその被害側ではなく，加害者に与えられるものである．

[日本精神神経学会日本語版用語監修，髙橋三郎，大野　裕監訳：DSM-5-TR™精神疾患の診断・統計マニュアル，p.356-357，医学書院，2023 より許諾を得て転載]

うな生活条件の改善を得ようと試みることが含まれる．詐病は法律や軍事にかかわる領域では比較的普通に認められるが，日常の市民生活では比較的まれである」と記載されている．

B　診断

　表Ⅲ-3-19 に DSM-5-TR の診断基準を示す．心理学的検査結果を参考にすることもあるが，作為症を診断することは困難な場合も多い．

C　治療

　医療者と安定した治療関係を築き，医療行為を不適切に求める行動を防ぐことが重要である．

4 器質性精神障害（症状性精神障害）

● 器質性精神障害，症状性精神障害とは

器質性精神障害は，直接，あるいは2次的な身体障害に伴って脳に障害が及び，認知機能障害や意識障害など種々の精神症状をきたす疾患の総称である．内分泌疾患や自己免疫疾患などによる脳への直接的な障害ではない身体障害によって起きる精神障害を，とくに区別して症状性精神障害と呼ぶこともある．従来の診断では器質性（外因性），内因性，心因性と分類されていたために，こういった呼称が残っていると思われるが，DSM-5-TRでは，器質性としたもの以外の精神障害が，あたかも脳器質に基づいていないかのように誤解されるのを防ぐため，この器質性という語は使用されていない．ただ，本節では，身体障害に伴う精神障害を総称して器質性精神障害，ないしは器質因と呼ぶこととする．

● 器質性精神障害の症状の特徴

器質性精神障害の症状としては，前述のように認知機能障害や意識障害が前景に立つことが多いが，幻覚・妄想などの精神病症状を呈することや，抑うつ症状や躁症状をきたすこともしばしばあり，どのような精神症状で現れた患者も，背景に器質性精神障害をもつ可能性がある．症状の特徴としては，日内，あるいは日間で変動性がみられることが多く，典型的な内因性の精神疾患と異なり，精神症状が一貫しないことが多い．

本書では，表Ⅲ-4-1に示した器質性精神障害について解説する．

1 認知症

Alzheimer's disease

1-1 アルツハイマー型認知症

A 病態

アルツハイマー（Alzheimer）型認知症は最も頻度の高い認知症で，多くは65歳以上の高齢発症であるが，40～65歳の比較的若い時期から発症することもある．発症する機序は不明であるが，遺伝要因と環境要因がそれぞれ

表Ⅲ-4-1　**器質性精神障害の原因となる主な疾患**

- ●1 認知症
  1. アルツハイマー（Alzheimer）型認知症
  2. レビー（Lewy）小体型認知症
  3. 前頭側頭葉型認知症
  4. 脳血管性認知症
- ●2 中枢神経感染症
  1. 細菌性・真菌性髄膜炎
  2. 単純ヘルペス脳炎
  3. 神経梅毒
  4. HIV脳炎
  5. クロイツフェルト・ヤコブ（Creutzfeldt-Jakob）病
- ●3 自己免疫疾患
  1. 抗NMDA受容体抗体脳炎
  2. 多発性硬化症／視神経脊髄炎
  3. 全身性エリテマトーデスによる精神神経障害（中枢神経ループス）
- ●4 代謝性脳症
  1. ビタミン欠乏症に伴う精神症状
  2. 甲状腺機能異常に伴う精神症状
  3. 副腎不全に伴う精神症状
  4. 肝性脳症
  5. 低酸素脳症
- ●5 外傷性精神障害
  1. 慢性硬膜下血腫
  2. 頭部外傷後精神障害
- ●6 せん妄

関連してアミロイドβタンパクやタウタンパクが脳に蓄積し，神経変性をきたすことが原因であるというアミロイド仮説が有力に考えられている．

B　症　状

　症状には中核症状と周辺症状がある．中核症状には記憶障害，見当識障害，実行機能障害，高次脳機能障害などがあり，記憶障害は短期記憶から障害されることが特徴的である．中核症状以外の精神・行動症状をbehavioral and psychological symptoms of dementia（BPSD）といい，徘徊や物盗られ妄想，幻覚，介護拒否などがある．

　アルツハイマー型認知症の発症は緩徐であり，典型的には，同じことを繰り返し質問する，いったいわないで家族とトラブルになる，家事の段取りがつかないなどの症状から始まり，ゆっくり進行する．

C　診　断（表Ⅲ-4-2）

　認知機能障害のある患者をみたら，まずは発症の経過，意識障害の有無，血液検査，頭部画像評価などを行い，治せる認知症（treatable dementia）（p.152，「もう少しくわしく」参照）を除外する必要がある．MMSE，改訂長谷川式簡易知能評価スケール（HDS-R）などの検査をスクリーニングとして用い，必要があればさらなる詳細な神経心理学的検査（p.46，「精神疾患の検査」参照）を行う．

　初期には一度覚えてもらった言葉を数分後に思い出してもらう遅延再生や，見当識などがとくに障害されやすい．頭部画像評価としては頭部MRIを撮像する．病初期には嗅内野皮質，海馬，扁桃体などから萎縮がみられ，進

表Ⅲ-4-2 NINCDS-ADRDA 研究班によるアルツハイマー型認知症の診断基準

Probable AD

- 臨床検査および MMSE* などの検査で認知症が認められ，神経心理学的検査で確認されること
- 2 つまたはそれ以上の認知領域で障害があること
- 記憶およびその他の認知機能の進行性の低下
- 意識障害がないこと
- 発症が 40 ～ 90 歳で，65 歳以降に最も多い
- 記憶や認知の進行性障害の原因となる全身疾患や他の脳疾患がないこと

Probable AD の診断を支持する所見

- 失語・失行・失認のような特定の認知機能の進行性の障害
- 日常生活動作の障害および行動様式の変化
- 家庭歴に同様の疾患があり，特に神経病理学的に確認されている場合
- 検査所見では，髄液所見は正常，脳波は正常か徐波活動の増加など非特異的な所見，CT で脳の進行性萎縮がみられること

*mini-mental state examination
[小阪憲司，田邉敬貴：神経心理学コレクション トーク認知症，p.14，医学書院，2017 より引用]

行すると側頭頭頂葉から前頭葉にかけてびまん性に萎縮がみられることが多い．機能画像検査*は，他の認知症との鑑別に有用である．アルツハイマー型認知症では，後部帯状回～楔前部，頭頂連合野，前頭連合野で血流低下がみられることが多い．こういった検査所見も評価したうえで，総合的に判断を下す．

*機能画像検査
MRI や CT 検査は，主に脳の構造を把握するための検査であるが，SPECT，PET といった血流や脳の物質の代謝，神経伝達物質の集積などの脳の機能を把握するための検査を機能画像検査と呼ぶ．

D 治療

治療によって疾患そのものが治癒することはないが，症状や，それに伴う社会的な問題を解決することは広義の意味で治療といえるであろう．アセチルコリンエステラーゼ阻害薬などの抗認知症薬を用いた薬物療法と，かかわり方を中心に考える非薬物療法があるが，いずれにしても治療のゴールを明確にしてかかわることが必要になる．

もう少しくわしく 治せる認知症

アルツハイマー型認知症をはじめとする認知症は，タンパクの脳への蓄積と，それに伴う脳の萎縮を伴い，一度進行すると認知機能障害は元には戻らないとされている．しかし，認知機能障害をきたす疾患の中には，内科的な要因で，一時的に認知機能障害を呈している疾患が存在しており，内科治療を行うことで認知機能が元に戻ることが知られている．こういった治療可能な認知機能障害を伴う病態は「treatable dementia＝治せる認知症」と呼ばれる．

dementia with Lewy bodies（DLB）

1-2 レビー小体型認知症（DLB）

A 病態

　変性認知症の中ではアルツハイマー型認知症に次いで多い．認知症とパーキンソン（Parkinson）症状を主体とし，パーキンソン病と病理学的には同じ疾患であるが，α-シヌクレインからなるレビー（Lewy）小体が脳に蓄積することで発症すると考えられている．脳幹を中心に蓄積し，パーキンソン症状が中心である場合はパーキンソン病と呼ばれ，大脳皮質中心に蓄積し，認知機能症状や精神症状が中心となる場合はレビー小体型認知症（DLB）と呼ばれる．

B 症状

　中核症状は認知症であるが，病初期にはあまり目立たないことが多く，人や小動物が家に上がってくるといったありありとした幻視や，物盗られ妄想などの精神症状から始まることが多い．動揺性の認知機能障害や，抗精神病薬への過敏性，レム睡眠時に夢をみて異常行動を行うといった症状（レム睡眠行動障害）が特徴的である．

C 診断（図Ⅲ-4-1）

　画像評価はあくまで補助的であるが，DLBを考えた場合，頭部MRI，脳血流SPECT，metaiodobenzylguanidine（MIBG）心筋シンチグラフィ，dopamine transporter SPECT（DAT SPECT）の検査を行う．頭部MRIでは病初期は脳萎縮が比較的軽い．SPECTでは，後頭葉の血流低下が病初期から目立つ．MIBG心筋シンチグラフィでは，パーキンソン病と同様に，心臓へのMIBGの取り込みが低下する．DAT SPECT検査では，線条体への集積が低下する．

D 治療

　治療は，認知機能障害や，幻視や妄想などの精神症状に対しては，アセチルコリンエステラーゼ阻害薬（ドネペジル）に保険適用があり使用する．過敏性があるため，DLBの幻覚・妄想に抗精神病薬を使用する際は慎重に投与する必要がある．パーキンソン症状については，レボドパ含有製剤やドパミン作動薬を使用する．BPSDに対しても，ドネペジルが第一選択であるが，抑肝散などを使用することもある．効果がない場合，過敏性に伴う副作用に

メモ
ドネペジルのうち保険適用があるのはアリセプト®のみ．後発品に保険適用はない（2018年7月現在）．

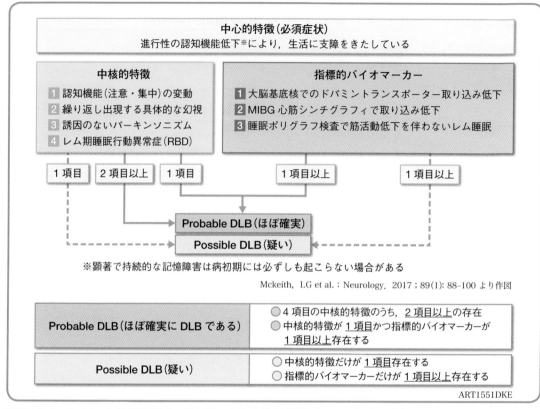

図Ⅲ-4-1　レビー小体型認知症（DLB）の臨床診断基準（2017年改訂版）

［エーザイ web サイト，〔https://medical2.eisai.jp/fileviewer/pdf_downloader.php?access_key=63e377eaaa10e〕（最終確認：2023年10月5日）より許諾を得て転載］

　注意しながら，クエチアピンなどの非定型抗精神病薬を使用することもある．

frontotemporal dementia
（FTD）

1-3　前頭側頭葉型認知症（FTD）

A　病態

　前頭側頭葉型認知症（FTD）は，前頭側頭型認知症，進行性非流暢性失語，意味性認知症を合わせた概念である．

B　症状

　FTD では，認知機能障害などの中核症状よりも先に，精神障害や，脱抑制などの社会的対人行動の障害をはじめとする BPSD が出現することが多い．ほかは**表Ⅲ-4-3** に示したような症状が特徴的である．

表Ⅲ-4-3 前頭側頭葉型認知症の臨床的診断特徴

性格変化と社会的行動の障害が，病初期から全経過を通じて目立った特徴である．知覚・空間的技能・行為・記憶などの道具的機能は，正常か比較的良好に保たれる．

Ⅰ．中核的診断特徴

A. 発症は潜行性で，緩徐な進行
B. 早期からの社会的対人行動の障害
C. 早期からの自己行動の統制障害
D. 早期からの感情鈍麻
E. 早期からの病識欠如

Ⅱ．支持的診断特徴

A. 行動障害
  1. 個人衛生や身繕いの低下
  2. 精神的な硬直さと柔軟性の欠如
  3. 注意散漫と飽きっぽさ
  4. 口唇傾向と食行動変化
  5. 保続と常同
  6. 道具の強迫的使用
B. 発話と言語
  1. 発語量の変化
    a. 自発語の減少／
    b. 一方的なおしゃべり
  2. 常同的発話
  3. 反響言語
  4. 保続
  5. 無言症

C. 身体所見
  1. 原始反射
  2. 失禁
  3. 無動・筋強剛・振戦
  4. 低くて不安定な血圧
D. 検査所見
  1. 神経心理：前頭葉検査で明らかな異常　重度の記銘力障害や失語や空間認知障害を伴わない
  2. 脳波：臨床的には明らかな認知症であるにもかかわらず，脳波は正常
  3. 脳画像検査（形態−機能）：前頭葉−側頭葉前方部の顕著な異常

［Neary D, Snowden JS, Gustafson L et al: Forntotemporal lobar degeneration: a consensus on clinical diagnostic criteria. Neurology 51: 1546-1554, 1998 より著者が翻訳して引用］

C 診断・治療

　診断は，症状や経過，神経心理学的検査，MRI，SPECT などを組み合わせて総合的に行う．治療は主に家族への疾病教育と環境調整がメインになり，薬物療法も十分なエビデンスがなく精神障害，行動障害に対して対症療法として行われるが，疾患の進行を抑制する薬剤は存在していない．

vascular dementia

1-4 脳血管性認知症

A 病 態

　脳血管障害に伴って起こる認知症を脳血管性認知症という．大血管梗塞による多発脳梗塞性認知症や小血管梗塞によるビンスワンガー（Binswanger）病などさまざまな種類がある．

表Ⅲ-4-4 NINDS-AIREN による脳血管性認知症の診断基準

A. 認知症がある
  a）記憶障害と，次の認知機能のうち 2 つ以上の障害がある（見当識，注意力，言語，視覚空間機能，行動機能，運動統制，行為）
  b）臨床的診察と神経心理学的検査の両方で確認することが望ましい
  c）機能障害は，日常生活に支障を来すほど重症である．しかし，これは脳卒中に基づく身体障害によるものを除く
【除外基準】
  a）神経心理学的検査を防げる意識障害，せん妄，精神病，重症失語，著明な感覚運動障害がない
  b）記憶や認知を障害する全身性疾患や他の脳疾患がない
B. 脳血管障害がある
  a）神経学的診察で，脳卒中の際にみられる局所神経症候（片麻痺・下部顔面神経麻痺・Babinski 徴候・感覚障害・半盲・構音障害）がみられる
  b）脳画像（CT・MRI）で明らかな多発性の大梗塞，重要な領域の単発梗塞，多発性の基底核ないし白質の小梗塞あるいは広範囲な脳室周囲白質の病変を認める
C. 上記の両者に関連がみられる，下記 a）ないし b）の両者，またはいずれかを満足する
  a）明らかな脳血管障害後 3 ヵ月以内に認知症が起こる
  b）認知機能が急激に低下するか，認知機能障害が動揺性ないし段階的に進行する

［Roman GC, Tatemichi TK, Erkinjuntti T et al: Vascular dementia: diagnostic criteria for research studies: report of the NINDS-AIREN International Workshop. Neurology 43: 250-260, 1993 より著者が翻訳して引用］

B 症 状

　遂行機能障害や抑うつ，意欲低下，感情失禁などの症状が階段状に進行する認知機能障害とともに出現することが多い．

C 診 断（表Ⅲ-4-4）

　診断には認知症があること，画像や病歴からはっきりと脳血管障害の存在があること，両者に時間的・空間的因果関係があることの3点が必要である．

D 治 療

　認知症そのものの治療法はなく，新規脳梗塞や脳出血の予防として抗血小板薬や降圧薬を状況に応じて使用する．

2 ｜ 中枢神経感染症

bacterial meningits・
fungal meningits

2-1 ｜ 細菌性・真菌性髄膜炎

A 病態

　細菌性髄膜炎は，化膿性の中枢神経感染で最も頻度が高いが，年間発生人数は 1,500 人程度とそれほど多くはない．

B 症状

　発熱，頭痛，意識障害，項部硬直を含む髄膜刺激徴候などが中心的な症状であり，精神症状のみで細菌性髄膜炎の患者が来院することは考えづらく，ほかの症状もあることがほとんどである．

　クリプトコッカス髄膜炎は，急性の経過をたどるものもあるが，多くは亜急性から慢性に進行する．細胞性免疫不全者に起こりやすいが，健常者にも発生しうるので注意が必要である．

C 診断・治療

　細菌感染症の中でも最も死亡率が高く，疑わしい場合は髄液検査を行うが，その結果を待たずに抗菌薬の投与を開始する場合が多い．診断は髄液検査で抗原を確認することで行い，治療には抗真菌薬を使用する．

herpes simplex
encephalitis

2-2 ｜ 単純ヘルペス脳炎

A 病態

　単純ヘルペスウイルスが中枢神経に感染し，精神神経症状を呈しているものを単純ヘルペス脳炎という．発症は，初感染時のこともあるが，成人では，多くは三叉神経節などに潜伏していたウイルスが再燃して起きている可能性が考えられる．

B 症状

　一般的なウイルス感染に伴う症状として，発熱や倦怠感がまずは前景に立つことが多いが，中枢神経感染の症状として，高頻度で頭痛，悪心・嘔吐，

＊自動症

意識が曇った状態で，無目的に歩き回ったり，口をモグモグと動かしたり，舌を鳴らしたり，顔を触ったりする症状を自動症という．意識が元に戻った時，たいていはその時の自分の行動を覚えていない．てんかん発作の一型として出現することが多い．

ないしは項部硬直などの髄膜刺激徴候が出現する．意識障害とともに，精神症状，健忘，自動症＊，失語，けいれんといった精神神経症状をきたすこともある．

C 診断

　検査は，発熱と精神神経症状を認めた場合に行う一般的な検査をまず施行する．具体的には，採血，頭部画像検査（CT, MRI），脳波検査などである．頭部画像検査では，頭部 MRI の T2 強調画像，フレア（fluid attenuated inversion recovery：FLAIR），拡散強調画像で，側頭葉内側面・前頭葉眼窩・島回皮質・角回などに高信号域を認めることがある．脳波検査では何らかの異常を認める場合がほとんどである．周期性一側性てんかん性放電（periodic lateralized epileptiform discharges：PLEDs）は単純ヘルペス脳炎に特徴的とされているが，検出される症例は30％程度であり，ほとんどは非特異的な高振幅徐波の出現がある程度のことが多い．

　また，本症では必ず髄膜炎を考慮に入れたアプローチを行うことになるため，頭蓋内圧亢進がないことを確認したうえで髄液検査を早期に行う必要がある．髄液の一般検査では，圧の上昇，細胞増多（リンパ球優位），糖正常というウイルス性髄膜炎と同様の所見を示すことが多いが，単純ヘルペス脳炎の確定診断のために，髄液単純ヘルペスウイルスの PCR ＊検出や，免疫学的検査で enzyme immunoassay（EIA）抗体を提出する．

＊PCR

一部の遺伝子を人工的に増幅して，目的の遺伝子を検出する検査．

D 治療

　治療開始の遅れにより，健忘，症候性てんかん，失語など種々の精神神経症状が後遺症として残ることがあるため，疑った時点で治療を開始する必要がある．ガイドライン[1]では，アシクロビル 10 mg/kg を 1 日 3 回 1 時間以上かけて静脈内注射することが推奨されている．アシクロビル不応例にはビダラビンの投与が推奨される．なお，発熱と精神神経症状を呈する症例のほとんどで，アシクロビルが先行投与されるが，髄液 PCR でヘルペスウイルス DNA 陰性を確認し，否定された時点で投与を中止する．完全に否定されるまでは使用を継続する．

neurosyphilis

2-3 神経梅毒

A 病態

　梅毒は梅毒トレポネーマ（*Treponema pallidum*）によって起きる感染症の

ことである．さらにこの病原微生物の感染に伴って精神神経症状を起こす疾患の総称を神経梅毒という．一般的に血流感染をきたした梅毒トレポネーマが中枢神経に感染し，10 年以上経ってから第 4 期梅毒として発症する．ヒト免疫不全ウイルス（human immunodeficiency virus：HIV）感染との合併が多いため，最近再び注目されつつある．

B 症 状

髄膜炎・脳炎のような症状を呈するタイプや，脳梗塞のような症状を起こすタイプなど，感染部位によって症候が変わってくるが，認知機能障害や性格変化などをきたす進行麻痺の一群が，認知症との鑑別という点で精神科としては重要であろう．

C 診 断

検査は血清・髄液の梅毒反応を確認する．とくに髄液でのタンパクの上昇や *Treponema pallidum* agglutination（TPA）や fluorescent treponemal antibody-absorption test（FTA-ABS）陽性を確認することが重要である．

D 治 療

治療は，ペニシリンの大量点滴療法を行う．治療中，菌体の破壊に伴う外毒素によって，ヤーリッシュ・ヘルクスハイマー（Jarisch-Herxheimer）反応という発熱や全身の紅斑をきたすような反応が 24 時間以内に起こることがあるが，対症療法で自然軽快する．

HIV encephalopathy

2-4 HIV 脳症

A 病 態

HIV 感染に伴って起こる精神神経症状は HIV 脳症と呼ばれ，HIV 関連神経認知障害（HIV-associated dementia：HAD）や，急性 HIV 髄膜炎などがある．

B 症 状

HIV 初感染後に発熱，頸部リンパ節腫脹，皮疹などの急性 HIV 感染症を発症することがあるが，同時期に頭痛や髄膜刺激徴候，意識障害が出現し，

HIV 感染に伴う髄膜炎を呈することがある．感染 3 ～ 6 週間後に起こることが多い．

HAD は，後天性免疫不全症候群（acquired immune deficiency syndrome：AIDS）発症とともに頻度が上昇し，免疫不全が進行する前に発症することはまれである．思考緩慢，健忘，注意力低下などが出現し，抑うつ気分や幻覚・妄想などの精神症状を呈することもある．

C 診断

HIV 感染は，HIV 抗体スクリーニングが陽性で，かつ抗体確認検査，ないしは HIV 病原検査が陽性の場合に診断する．HIV 脳症については髄液検査を行い，PCR でウイルスを検出することで診断する．細胞免疫の低下のため，髄液細胞の上昇は軽度にとどまることが多い．

D 治療

治療は抗 HIV 療法を行う．

Creutzfeldt-Jakob disease（CJD）

2-5　クロイツフェルト・ヤコブ病（CJD）

A 病態

脳の正常なプリオンタンパクが異常プリオンに変異することで発症するプリオン病の 1 つで，孤発性*，遺伝性，感染性があるが，孤発性 CJD は 100 万人に 1 人の割合で発症し，最も多いといわれている．

> ＊孤発性
> 散発的に病気が起こること．家族性ではないこと．

B 症状

抑うつや不安など，非特異的な精神症状が先行し，数週間～数ヵ月で見当識障害，注意障害，失調性歩行，視覚異常，性格変化，失語，ミオクローヌスなどが出現し，認知機能障害を発症してからは，典型的には半年で寝たきりとなり，無動無言となり死亡する．精神科には，比較的急に進んできた認知症として来院することもあるが，初発症状である抑うつや不安で来院することもある．

C 診断

検査は，脳波で周期性同期性放電がみられることが特徴的であるほか，髄

液検査，頭部 MRI なども参考になる．

D　治　療

治療法は確立されておらず，対症療法が主体である．

3 ｜ 自己免疫疾患

anti-NMDA receptor
encephalitis

3-1 ｜ 抗 NMDA 受容体抗体脳炎

A　病　態

　自己免疫性脳炎は，近年になってさまざまな自己抗体が判明したり，疾患概念が確立されてきている．その中でも，精神科の臨床において重要性を増してきている抗 NMDA 受容体抗体脳炎について解説する．

　抗 NMDA 受容体抗体脳炎は，2007 年にダルマウ（Dalmau J）らが卵巣奇形腫に伴う若年女性の自己免疫性脳炎として発表した疾患概念である．傍腫瘍症候群として報告されたが，腫瘍のない症例での報告も続いた．若年女性に好発する急性非ヘルペス性脳炎として日本で以前から報告されていた症候群が，後に抗 NMDA 受容体陽性であったことから，現在ではこれらの症候群と抗 NMDA 受容体抗体脳炎は同一の疾患と考えられている．

B　症　状

　臨床症状には 5 段階の経過が知られており，これらが互いに時期を重ねながら進行していくことが知られている．前駆期は発熱，頭痛，倦怠感などの非特異的な感冒症状が先行することが多く，その後，抑うつ，不安，無気力などが出現し，次第に幻覚妄想状態となり，精神運動興奮をきたす精神病期を迎える．無反応期では，無動・無言といった昏迷と興奮を繰り返す緊張病症状が出現する．この時期に，中枢性の呼吸停止やけいれん発作をきたすことがあり，死亡することもある．不随意運動期は，口・舌部のジスキネジアが多いが，ほかにも多彩な異常運動をきたすことが知られている．緩徐回復期にはさまざまな通過症候群を呈しながら改善していく．記憶障害や精神障害，知能障害が後遺症として残ることがある．20 歳代の女性に多く（男女比は 1：9），アジア人に多いことが知られている．

C 診断

　臨床経過から本症を疑った場合は，一般採血，体幹部画像検査（造影CT），頭部画像検査（MRI），脳波検査，髄液検査を行う．体幹部の画像評価は，腫瘍の検索のために行う．卵巣のほかにも縦隔，精巣などに腫瘍を伴うことがあるため，胸腹骨盤造影CT検査を行う．頭部MRIでは異常をきたさないことも多いが，扁桃体，海馬，辺縁系に高信号域や腫脹をきたすことがある．脳波検査も所見に乏しいことが多いが，とくに不随意運動期には基礎波がびまん性に徐波化することがある．髄液検査は，細胞数，タンパクともに正常か軽微な増加にとどまることが多い．診断は血清，髄液の抗NMDA受容体抗体を提出して行う．

D 治療

　治療は腫瘍があれば，腫瘍の外科的切除を検討する．現時点ではステロイドパルス療法，免疫グロブリン大量療法，血漿交換が第一選択とされている[2,3]．一方で，約半数には第一選択の治療が無効であり，第二選択のリツキシマブやシクロホスファミドの単独／併用療法が行われている[3]．

multiple sclerosis・neuromyelitis optica spectrum disorders

3-2 多発性硬化症／視神経脊髄炎

A 病態

*脱髄疾患
髄鞘が障害されることで起こる疾患.

　中枢神経系の脱髄疾患*で，典型的には病変が時間的，空間的に多発する．多くは再発と寛解を繰り返し，最初は完全寛解することが多いが，次第に進行していく．欧米では大脳を中心に脳幹，小脳，視神経など広範に脱髄斑が出現するが，日本では，視神経と脊髄を侵すタイプのものが多く視神経脊髄炎と呼ばれている．

　普通は神経内科を受診することが多いが，認知機能障害や，非常にまれながら精神病症状を呈することもあり，そういった場合は精神科を受診することがある．

B 症状

　認知機能障害は注意，集中，情報処理など，一般的なMMSEなどの検査では判定しづらい部分が障害され，本人も自覚できないことが多い．

C 診断・治療

検査は頭部 MRI，髄液検査などで行う．治療は免疫抑制療法である．

neuropsychiatric systemic
lupus erythematosus
（NPSLE）

3-3 中枢神経ループス（NPSLE）

A 病 態

全身性エリテマトーデス（SLE）の症状の1つとして，精神神経症状を呈するものがあり，中枢神経ループス（NPSLE）と呼ばれる．NPSLE が起こる機序ははっきりしておらず，自己抗体，炎症性メディエーター，血管障害などが関係しているといわれている．

B 症 状

中枢神経，末梢神経の両方を侵しうるが，精神科と関連するのは中枢神経をびまん性に侵す場合である．症状としては，抑うつ気分，躁症状，精神病症状，急性錯乱などをきたすことが知られている．

一方で局所的に中枢神経が侵されることもあり，これは特定の運動障害や感覚障害など局所の神経症状を呈することが多い．

C 診 断

SLE 本体の病勢と相関して発症することが多いが，SLE の病勢とは関係なく発症することもある．また，治療薬であるステロイドの副作用として出現する精神症状と鑑別が難しいことも少なくない．

検査は血液検査のほか髄液検査，頭部 MRI，脳波，SPECT などを行う．精神症状が主体の場合は一般検査で異常が検出されないことも多いが，インターロイキン-6（interleukin-6：IL-6），IgG index などが参考になることがある．

D 治 療

治療は免疫抑制療法を行う．

4 ｜ 代謝性脳症

4-1 ｜ ビタミン欠乏症に伴う精神症状

A 病 態

　ビタミン B_1 欠乏に伴い，ウェルニッケ（Wernicke）脳症，およびそれに続発してコルサコフ（Korsakoff）症候群を呈することがある．

B 症 状

　ウェルニッケ脳症は，意識障害，眼球運動障害，失調性歩行を3徴とし，多くはアルコール依存症の患者に起こるが，妊娠悪阻や消化管手術後にも起こることがあり，入院時は意識障害をきたしていることが多い．

C 診断・治療

　コルサコフ症候群（p.22,「もう少しくわしく」参照）に移行すると治療不可のため，移行させないために，疑ったら検査を待たずにまずは大量のビタミン B_1 製剤の補充を行う．アルコールが原因の場合は，精神症状改善後，アルコール依存症の治療につなげる必要がある．

4-2 ｜ 甲状腺機能異常に伴う精神症状

　甲状腺機能が亢進していても，低下していても，精神症状が出現することがある．

hyperthyroidism
1) 甲状腺機能亢進症

　甲状腺機能亢進症は女性に多く，20～40歳代に多いが，精神症状の出現頻度は明らかになっていない．精神症状としては軽躁状態や精神運動興奮が多く，精神症状が出現する場合は，重症であることが多い．
　嘔吐，頻脈，振戦，体重減少など，他の症状から本症を疑って甲状腺機能を測定するが，明確な異常が示されないこともあるため，軽躁状態や精神運動興奮を呈している患者では甲状腺機能の測定をルーチンとしてもよい．
　治療は顆粒球減少に注意してチアマゾールを使用する．

hypothyroidism
2) 甲状腺機能低下症

　甲状腺機能低下症も女性に多く，加齢に伴って頻度が増えるといわれている．

甲状腺機能低下症に伴う精神症状では，認知機能障害や意識障害などが前景に立つことが多い．粘液水腫など，ショックになるほど全身状態を侵す病態に意識障害が伴うこともあれば，わずかずつ認知機能が低下する認知症様の進行をきたす病態もある．

治療は，心房細動に注意してレボチロキシンナトリウム（チラーヂンS®）を投与する．

4-3 副腎不全に伴う精神症状

副腎皮質ホルモンが上昇しても下降しても，精神症状が出現することがある．

1）副腎皮質ホルモンの上昇

副腎皮質ホルモンが上昇するクッシング（Cushing）病，ないしクッシング症候群では，長期にわたって血中コルチゾールが高値の状況が持続し，うつ症状や，場合によっては幻覚妄想状態を呈することがある．そのような場合には，原疾患の治療を行う．

2）副腎皮質ホルモンの下降

副腎皮質ホルモンが下降するのは，副腎皮質自体の機能低下症であるアジソン（Addison）病や，視床下部－下垂体－副腎系の上流の障害にあたる副腎皮質刺激ホルモン（adrenocorticotropic hormone：ACTH）単独欠損症，下垂体前葉の障害などで考えられる状況である．電解質異常や低血糖，血圧低下などとともに意欲低下や易疲労感，不安などが出現し，うつ病と区別が必要である．テトラコサクチド（コートロシン®）投与後と，投与30〜60分後でACTH値，コルチゾールを測定し，変化を確認する．治療は原疾患の治療である．

hepatic encephalopathy

4-4 肝性脳症

長期に肝障害がある患者において，本来であれば肝臓で代謝されるはずの，アンモニアをはじめとする脳症惹起物質が代謝されずに，精神症状や意識障害が起こるものをいう．症状としては昼夜逆転，興奮などのせん妄症状や，傾眠，人格水準の低下などがみられる．意識障害で来院した患者が，もともと肝臓の病気があるという事前の情報があれば，本症を疑ってアンモニアやプロトロンビン時間（PT）を含む血液検査などを行う．

hypoxic ischemic encephalopathy

4-5 低酸素脳症

循環・呼吸不全により，脳に酸素供給ができなくなり，脳血流低下に伴う

虚血，もしくは血液酸素運搬能低下に伴い，脳に障害をきたしたものを低酸素脳症という．3〜4分ほど脳への酸素供給がなくなると，低酸素脳症が起こり始める．初期は昏睡，けいれんなどが出現するが，低酸素に曝露されていた時間によって，その後の改善の度合いは変化する．短時間では昏睡は12時間以内に改善することが多く，一過性に精神運動興奮や，前向性健忘が数日は残ることがあるが，可逆性である．一方，長期に低酸素曝露があると，変化は不可逆となり，高次脳機能障害や運動感覚障害が残る．また，さらに長期間，広範囲に障害されると脳死状態になることもある．

5 ｜ 外傷性精神障害

chronic subdural
hematoma

5-1 ｜ 慢性硬膜下血腫

　主に50歳代以上の高齢者にみられ，ほとんどは頭部外傷後3週間以上経ってから硬膜下（脳と硬膜の間）に血液が貯留した状態をいう．軽微な頭部外傷でも起こるといわれているが，頭部外傷を負ったかどうかわからないことも多くある．意識混濁，頭痛，記憶障害，片麻痺，失語，尿失禁などの種々の症状を呈するため，脳血管障害や認知症との鑑別が必要になる．貯留した血腫が増大すると，脳圧が亢進して脳ヘルニアをきたし，呼吸停止にいたることがある．救急外来に来院することが多いが，麻痺などが目立たないと精神科外来に来院することも多い．症状や神経診察などで本疾患を疑った場合は，まず頭部CT検査を行う．

psychotic disorder
following traumatic brain
injury（PDFTBI）

5-2 ｜ 頭部外傷後精神障害（PDFTBI）

　頭部外傷後の脳損傷に伴い精神症状をきたすものを，頭部外傷後精神障害と呼ぶ．直接の損傷による脳挫傷などが原因の場合や，受傷時にかかった回転加速度に伴う剪断力から白質の軸索損傷をきたすことがあり，こちらはびまん性軸索損傷と呼ばれる．頭部外傷後の意識障害が遷延すると発症しやすいといわれている．高次脳機能障害としての症状（衝動性，易怒性亢進，意欲低下など）が出現しやすいが，抑うつ気分や精神病症状が出現することもある．衝動性などに対して気分安定薬が用いられることがあるが，治療の中心は，社会の中でどのように暮らしていくかをサポートすることが基本となる．

delirium

6 | せん妄

A 病態

　せん妄とは，急性の経過で起こる一過性の意識変容状態をさす．種々の動揺性の精神症状を呈し，一般には刺激の少ない夜間に出現しやすいなどの日内変動がみられる．

　臨床像には，精神運動興奮や過活動，夜間の徘徊などが目立つ過活動性せん妄，他覚的には低活動であるが，意識障害があり不眠やうつ状態と鑑別が必要な低活動性せん妄，両方の特徴を備えた混合型せん妄の3種類がある．

B 原因

　危険因子には，感染，電解質異常，使用薬剤など主に身体障害として直接のせん妄の原因となる直接因子，入院環境や，集中治療室（intensive care unit：ICU）などの過剰刺激，ストレス，感覚遮断（しゃだん）などの誘発因子，高齢であることや，認知症があること，頭蓋内疾患の既往（きおう）があることなどの準備因子の3種類があり，各ケースについてアセスメントし，必要に応じて介入していく．

　たとえば，家族や医療者が頻回に話しかけることで刺激を与えたり，カレンダーを部屋にかけることで日付の感覚を維持させたり，重症病棟から早期に転床することを目指すなどである．

　せん妄を起こしやすい薬剤としては，睡眠薬としてよく使用されるベンゾジアゼピン系の薬が有名である．ほかに，潰瘍予防のために投与している H_2 遮断薬などが原因となりうる．

C 治療

　せん妄が出現した時は，まずは穏やかに接し，不安を取り除くように対応する．昼夜逆転を防いで，夜間の睡眠を確保するために，ベンゾジアゼピン系以外の睡眠薬（例：トラゾドン，ミアンセリンなど）を使用したり，興奮に対しては抗精神病薬を使用することがある．しかし，高齢者では錐体外路（すいたい）症状や死亡リスクが上昇することもわかっており，慎重に適応を判断し使用する必要がある．予防としては，病棟での積極的な声かけや，家族との面会，時計やカレンダーを設置することで見当識を保つこと，適切な照明（夜間は暗く，日中は明るいなど），排便のコントロールや疼痛（とうつう）の除去などがある．

コラム **てんかん**

てんかんは，従来は統合失調症（分裂病），双極症（躁うつ病）と並んで3大精神疾患と呼ばれ，歴史的に精神科の範疇の疾患であった．しかし，現在では発症のメカニズムが脳基盤にあることが判明しており，神経内科や脳外科，小児科などの科がそれぞれに治療していることが多い．

1）てんかん精神病

てんかん精神病は，多彩な精神症状を呈し，幻覚妄想状態を呈することもある．てんかんの発作の症状そのものが精神症状であることもあれば，発作間欠期に意識障害や興奮，不快感などの精神症状が出現することがある．てんかん発作に対しては抗てんかん薬を，間欠期の精神症状については抗精神病薬をはじめとした対症療法を行う．

2）てんかん性不安発作

てんかん性不安発作（ictal fear）は，側頭葉てんかんの単純部分発作の一例で，突然場にそぐわない不安や恐怖感が反復して出現する．前兆として，上腹部不快感や動悸などが出現するため，パニック症と臨床的に区別が必要である．パニック症では典型的には死の恐怖が不安の対象となるが，ictal fearでは実体的意識性や妄想気分が不安の原因となりうる．いずれにせよ，典型的でなく，突発的な精神症状をみたら，脳波検査を行うことが重要である．

3）一過性てんかん性健忘（transient epileptic amnesia：TEA）

一過性てんかん性健忘（TEA）は高齢者に好発し，短時間から数日にわたる前向性／逆向性健忘があるが，意識障害はみられない．認知症の疑いで精神科を受診することがある．診断には記憶以外の認知機能は保たれていることが重要である．脳波検査により診断が確定し，抗てんかん薬が有効であるとされている．

●引用文献

1) 日本神経感染症学会：単純ヘルペス脳炎診療ガイドライン2017，〔http://www.neuroinfection.jp/guideline001.html〕（最終確認：2023年10月5日）

2) Dalmau J, Lancaster E, Martinez-Hernandez E et al : Clinical experience and laboratory investigations in patients with anti-NMDAR encephalitis Prof Josep Dalmau, Department of Neuroscience, University of Pennsylvania School of Medicine（Prof R Balice-Gordon, PhD），Philadelphia, PA, USA The syndrome. Lancet Neurol 10（1):63-74, 2011

3) Titulaer MJ, McCracken L, Gabilondo I et al : Treatment and prognostic factors for long-term outcome in patients with anti-N-Methyl-D-Aspartate（NMDA）receptor encephalitis. Lancet Neurol 12（2):157-165, 2014

5 精神作用物質使用による精神・行動の障害

substance use disorder

1 物質使用症

A 病態

物質使用症とは

1）乱用，依存症，使用症

　乱用とは法律で規制されている薬物を使用したり，家庭や仕事上の問題，身体的，精神的な問題が起こっているのに使用を続けること，また処方薬などを指示された以上に内服することをさす．

　依存症とはアルコールや薬物を繰り返し使用することにより，物質使用のブレーキが壊れてしまい，コントロール障害を呈した状態をさす．たとえばアルコールであれば，コントロールが効いている状態では飲める場所で，飲める時間まで，飲める量まで飲み，止めなければいけない時にはブレーキをかけて止められる．しかしコントロール障害があると，体を壊していたり，これ以上飲んだら離婚される，解雇されるという状況でも，ブレーキが効かないために飲み続けてしまうのである．

　DSM-5-TR[1]では乱用と依存症を**使用症**という診断にまとめている．

2）急性中毒と慢性中毒

　急性中毒とは中毒量のアルコールや薬物を摂取後，短時間に生体機能が障害され，身体的，精神的に悪影響がみられる状態をさす．一方で**慢性中毒**とは長期にわたってアルコールや薬物を反復摂取することにより，有害な反応が起こってきた状態をさす．長期に使用した結果，幻覚や妄想などの精神病症状が出現した場合，中毒性精神病という．

乱用の線引き

文化や法律などによって乱用か否かは大きく異なってくる．たとえば覚せい剤のような違法薬物であれば，1回使用しただけでも乱用になるのに対し，アルコールは20歳以上であれば飲酒するだけでは問題にならず，身体障害や家庭，仕事上の問題が出てきてはじめて乱用になる．

臨床で役立つ知識　中毒に対する依存症治療

　中毒の有無にかかわらず，断酒，断薬を目標とした依存症治療は必要である．「急性中毒症状や幻覚・妄想が落ち着いたから」という理由で治療を終了することなく，外来通院での依存症治療を継続していく必要がある．

3) 精神依存，身体依存，耐性

精神依存とは依存している物質がないと落ち着かなくなり，使用したいという強い欲求，渇望が出現する状態をさす．その物質を手に入れようとする「薬物探索行動」が出現すれば，精神依存があるといえる．

身体依存とは物質の摂取をやめた際に，**離脱症状**，退薬症候群と呼ばれる身体的な症状が出現する状態をさす．

耐性とは最初に摂取した時と同量のアルコール，薬物を使用しても，初回と同じような効果が現れなくなり，量を増やさなければ同じ効果が得られない状態をさす．

もう少しくわしく

早期離脱症状と後期離脱症状

アルコールでは早期離脱症状と後期離脱症状がある．早期離脱症状は断酒後6時間頃から始まり48時間くらいで終わるもので，頻脈，頻呼吸，発熱，発汗，振戦，不眠，興奮，幻視を中心とした幻覚，てんかんなどを認める．後期離脱症状は断酒後2日頃から始まり1週間で終わるもので，振戦せん妄と呼ばれる．意識障害，見当識障害，興奮，発熱，虫や小動物などの幻視などを認める．

疫学

酒類販売数量[2]は1996年度をピークとして，その後は減少傾向にある．中高生の飲酒経験率は1996年から2017年で，中学生で70％台から10％台，高校生で80％台から30％前後と著しく減少している[3]．習慣飲酒者の年次推移[4,5]では男性は50％前後で推移していたが，2004年以降は30％台で推移している．また女性は6％台で推移していたが，最近は7％前後と微増している．アルコール依存症の生涯経験者数は2018年の調査で54万人，現在もアルコール依存症であると診断される者が26万人とされており，かなりの割合といえる[6]．

喫煙率[7]については，成人男性は1976年までは80％台であったが，徐々に減少し，2018年には27.8％にまで著明に低下している．女性も15％前後で推移していたが，2018年は8.7％と減少している．また中高生の喫煙経験率も著しく減少している[3]．

違法薬物の乱用は諸外国と比べると著しく低い．米国の薬物の生涯経験率53％弱[8]と比べると，日本のそれは何らかの薬物でもわずか2.4％[9]であった．またその中で，最も経験率が高かったのは大麻で1.4％であった[9]．

精神科を受診している薬物依存症患者の主たる薬物では覚せい剤が53.5％と最も多く，睡眠薬・抗不安薬17.6％，市販薬8.4％であった[10]．薬物の中でも，違法ではない薬物の乱用が目立つようになってきている．

アルコールや薬物以外の依存症として，ギャンブル行動症（病的賭博）の疑いがある人は男性 3.7％，女性 0.7％[11] であった．またインターネットの病的使用者は 2017 年の調査で中学生 12.4％，高校性 16％[3] と増加傾向である．

コラム　処方薬・市販薬依存

最近は精神科，心療内科で処方される睡眠薬，抗不安薬などのベンゾジアゼピン系薬剤に依存する患者が増えている．処方薬依存は断薬が難しいため，処方薬依存にならないように，必要のない薬は内服しないことが重要である．看護師は夜勤などで不眠に陥りやすいため睡眠薬を常用している人も多いが，危険性を十分に理解しておくことが必要である．また鎮咳薬や風邪薬など薬局で購入できる薬に依存する患者も増加傾向にあるが，いくつかの成分からなる薬であることが多く，断薬が難しいため，注意すべきである．

コラム　ニコチン依存

喫煙はニコチン依存を引き起こす．しかしニコチン依存は精神症状を呈することはなく，問題となるのはがん，肺気腫，脳梗塞などの身体疾患である．そのため，ニコチン依存のために，精神科を受診することはほとんどない．ニコチン依存の治療は禁煙外来のある内科で行われることが多い．

発症機序

アルコールや薬物は脳のさまざまな部位に作用し，多くの神経伝達物質が影響を受ける．その中で，依存症の発症機序において最も重要な役割を果たしているのはドパミンである．ある行動の後で刺激が与えられた時，その行動の頻度が増す場合，その刺激は強化因子と呼ばれる．強化因子として働く刺激により「快さ」を感じると，その快感を求めて，再び行動を起こすことが推測され，このような行動の変化を「報酬効果」と呼ぶ．その中心となるのは中脳辺縁ドパミン作動性神経系（A10 神経系）で，脳内報酬系と呼ばれ，依存の形成において最も重要な役割を果たしている．

食事や性行為などの自然の強化によってもドパミン上昇は認められる．しかし，アルコールや薬物によって起こされる強化効果はその大きさ，期間において，自然の強化をはるかに凌駕する[12]．アルコール・薬物がより速く，より多く脳に入るほど大きな変化が引き起こされるため，強化効果も強く，その強烈な感覚や高揚感を得たいがために，アルコール・薬物を再摂取するようになる[13]．薬物による刺激によって，速くそして大きくドパミンが上昇することが繰り返されると，条件反射が形成され，アルコールや薬物に関係している事柄に曝されただけで，渇望が引き起こされるようになり，再使用

が続いていく.

　長期的にアルコール, 薬物摂取を続け, 大量のドパミンに曝露され続けると, 脳のドパミン反応性は減弱していく [14]. その結果, アルコール, 薬物を使用していない通常の状態では, ドパミンに反応しづらくなり, 抑うつ気分や意欲低下などを含む不快な感情状態に陥りやすくなる. このドパミン系の変化に伴う報酬の欠乏によって起こってくる疾患を, ブルーム (Blum K) らは報酬欠乏症候群 (reward deficiency syndrome) [15] としてまとめている. この不快な感情を緩和するために, アルコール, 薬物を再使用する. つまり, 最初は快感や高揚感を求めて使用するが (陽性の強化), 長期使用していくと不快な気分を治すために再使用 (陰性の強化) するようになるのである.

コラム　依存症は生活習慣病

依存症患者は共通した行動パターン, 生活習慣をとることが多い. 食事は適当になり, 生活リズムは昼夜逆転する. 趣味は飲酒, ギャンブルなどで, 人付き合いもアルコール, 薬物関係に限定されていく. 問題が起こっても嘘をついたり, 隠したりすることが多くなる. つまり, 最初はアルコールや薬物を使い続けるために依存症的な生活習慣になっていく. しかし, 依存症になってしまえば, 依存症的な生活習慣をしているがゆえに, お酒や薬物の使用が続いてしまうのである. そういう意味では依存症は生活習慣病でもある.

コラム　依存症になる人は意志が弱い?

依存症の患者は意志が弱いから, お酒や薬物を再使用してしまうと本人もその家族も考えていることが多い. しかし渇望が生じると, どんなに意志が強くてもその欲求には勝つことができず, 再使用してしまう. つまり依存症とは意志の病気ではなく, 「欲求の病気」なのである.

アルコール依存症患者の入院

アルコール依存症患者は, 肝障害, 膵炎, 食道静脈瘤などを発症するため, 最初は精神科ではなく内科に入院することが多い. しかし内科に入院して身体的に回復しても, 退院後飲酒を再開し, 同じ状態に戻ることも多い. 何度も内科に入退院を繰り返した後, 依存症治療の必要性を認め, 精神科を受診する患者もいる.

物質使用症の症状

　依存症によって生じる身体, 精神, 社会的障害を示す (**表Ⅲ-5-1, 2, 3**). 身体的問題が生じるのは主にアルコールであり, 薬物の使用によって生じる身体障害は比較的少ない.

　精神症状としては覚せい剤などの薬物の摂取により幻覚・妄想を生じることが多い. また, 依存症患者では抑うつ気分や意欲低下などもよく認められる症状である. 自殺率は高く [16], 計画的というより, 衝動的に自殺行動にいたることが多い. 嘘や隠しごとも多くなり, 家族は対応に苦慮することが多い.

表Ⅲ-5-1 依存症の原因物質別の身体障害

原因	起きうる疾患・障害
タバコ	早い老化，皮膚のしわ，喘息，高血圧，糖尿病，流産，早産，低体重児の出産，肺気腫，心筋梗塞，脳梗塞，がん
アルコール	肝臓病，膵炎，糖尿病，胃潰瘍，胎児の奇形，がん，神経障害，脳卒中，高血圧，早い老化，事故，けが
大麻	高血圧，喘息，気管支炎，心臓病，肺気腫，がん
覚せい剤	食欲低下，体重減少，歯ぎしり，頭痛，筋肉痛，振戦，不整脈，息切れ，肝障害，脳出血，突然死
シンナー	めまい，副鼻腔炎，鼻出血，歯が抜ける，内臓の障害
幻覚剤	悪心，嘔吐
ヘロイン	悪心，嘔吐，便秘，虫歯，離脱症状
危険ドラッグ	何が入っているかわからないため不明．意識障害，横紋筋融解症

表Ⅲ-5-2 依存症が引き起こす精神障害

幻覚・妄想	幻聴，被害妄想
気分の障害	うつ，怒りっぽくなる，気分が不安定，やる気が出ない
人格への影響	嘘をつく，わがまま，無責任，感情が爆発しやすい，倫理観・道徳観の減退
認知機能障害	記憶力低下，注意力低下，思考力低下，判断力低下，作業能率低下
自殺	衝動的な自殺

表Ⅲ-5-3 依存症が引き起こす社会的障害

家庭の問題	経済的問題，役割の移動，暴言，暴力，夫婦不和，孤立，家出，別居，離婚，子どもの問題
職場の問題	薬物を使ってからの出勤，仕事中の薬物使用，怠業，欠勤，無責任，仕事上のトラブル，ミスの増加，失業，経済的破綻
地域社会的問題	暴言，暴力，迷惑行為，他人の財産・公共の器物・施設の破壊，警察保護，救急車の出動，犯罪，無銭飲食，窃盗，恐喝，傷害，殺人，自殺，自殺未遂，友人の変化，近所づきあいからの疎外

社会的障害としては，離婚や子どもへの影響などの家庭の問題，欠勤・解雇などの仕事の問題が非常に多い．社会的状況が悪化すればするほど，回復は難しくなっていく．

もう少しくわしく　アダルトチルドレン

親が依存症であったり，虐待を受けるなど，家族機能を十分に果たせていない機能不全家庭で育ち，大人になっても自分の感情がいえない，相手との距離感がうまくとれない，自分には価値がないと思ってしまうなどの生きづらさを抱えている人のことをさす．アダルトチルドレンは家庭内暴力，非行，薬物乱用，アルコール依存，拒食症，過食症，不登校，不安，うつ状態などの問題を抱えやすい．また依存症者を結婚相手として選ぶ率が高い．

分類

物質使用症を引き起こす物質は覚醒系，鎮静系，幻覚剤の3つに分けられる．覚醒系は，覚せい剤など中枢神経を興奮させることによって効果を発揮する薬剤である．鎮静系とはアルコール，睡眠薬など中枢神経を抑制することによって効果を発揮する薬剤である．幻覚剤とはLSDなど，幻覚や，知覚，気分および認知の変容をもたらす薬剤である．

依存症は**物質依存，プロセス（行為）依存，関係依存**に分けられる．物質依存はアルコールなどの使用が止まらなくなるものである．プロセス依存は何らかの行為を続けているとその行為がやめられなくなるもので，仕事，ギャンブル，買い物，スマートフォン，ゲーム，過食，自傷行為，盗み，性行為などがある．関係依存は人との関係に依存するもので，共依存，暴力，虐待，恋愛が含まれる．

LSD

Lysergic acid diethylamide の頭文字をとったもので，幻覚剤の代表的な薬物である．LSD 溶液を染み込ませた小さなシートを舌下に挟むなどして使用する．知覚が変化するだけでなく，時間，空間，身体的感覚も変化していく．クラブドラッグとして使用されることが多い．

コラム　違法薬物の方が危険なのか？

覚せい剤などの違法薬物は危険であるというイメージがある．しかし臨床の現場では，身体的問題，家庭内暴力などの家庭への影響，依存症患者の数などを考えると，合法ではあるがアルコールも違法薬物と同等，または場合によってはそれ以上に危険な薬物といえるであろう．

B 診断

依存症の診断に役立つ検査はないため，これまでの使用歴を詳細に聴取することが重要である．本人は自分の飲酒量や薬物使用歴を過少に報告する傾

向があるため，家族に確認をする必要もある．多剤の乱用者も多いため，各薬物について使用歴を聞いていく．使用開始年齢，使用のきっかけ，使用動機，使用方法，使用の頻度，使用が増えた時期やきっかけ，精神病症状の有無などを確認していく．

DSM-5-TR[1] や ICD-10[17] などの診断基準はあるものの，依存症の診断自体はコントロール障害の有無によって判断をすることが多い．つまり精神依存が存在していれば，依存症と診断してもよいであろう．

依存症の患者には他の併存疾患を認めることが多い．精神遅滞，注意欠如多動症（attention deficit/hyperactivity disorder：ADHD），自閉スペクトラム症，限局性学習症，摂食症，パーソナリティ症，統合失調症，気分症などの有無や，自傷歴，自殺企図歴を確認する．また覚せい剤などの経静脈的な使用歴がある場合には，B 型肝炎，C 型肝炎，ヒト免疫不全ウイルス（HIV）などの感染症の有無を確認する必要がある．注射での使用歴がなくとも，「セックスドラッグ」として性行為の際に覚せい剤を使用している場合にはコンドームを使用しない場合も多く，感染のリスクが高いと考えられるため，注意を要する．

C 治療

物質使用症の治療には，大きく分けて中毒性精神病の治療と依存症の治療がある．

中毒性精神病の治療

中毒性精神病の治療[18, 19] は，病識があり，内服治療や通院に同意している場合は外来治療でも行えるが，興奮が強かったり病識が不十分で治療に同意しない場合には，非自発的な入院を必要とする．患者の不安や動揺しやすい精神病症状を減らすために，静かな部屋として保護室を使用することが多く，身体拘束を要することもある．興奮が強い時には，ベンゾジアゼピン系薬や抗精神病薬の経静脈的な投与による鎮静が必要な場合がある．内服を拒否する場合には，ハロペリドール（セレネース®）の経静脈的投与やオランザピン（ジプレキサ®）の筋肉注射など，抗精神病薬の非経口的投与を必要に応じて行う．幻覚・妄想や精神運動興奮などの精神病症状に対しては，統合失調症の急性期に準じて治療を行う．

依存症の治療

依存症は慢性進行性致死性の病気といわれており，治療をしなければ進行し，死にいたる病である．コントロール障害自体は治らないとされており，依存症からの回復には，断酒，断薬をすることが条件となる．コントロール障害が依存症の中心的な症状であるため，断酒，断薬により，身体的，精神的，社会的回復が始まっていく．

1）治療の目標

　断酒，断薬をするだけで十分というわけではない．依存症患者には，過酷な人生をアルコールや薬物を使って何とか生き延びてきたという側面がある．アルコールや薬物は，彼らにとって苦しみであると同時に喜びでもあり，生き抜いていく手段であったのである．断酒，断薬によって，それまで築いてきた人間関係など失うものも多く，孤独やむなしさだけが残ってしまう．そのため，断酒，断薬に加えて，アルコールや薬物がなくても幸せであると感じられるような人生を見出すことが回復の目標になる．そのためには家族との関係の回復，仕事の再開，自助グループで親しい人間関係を構築していくことなどが必要になるであろう．

　依存症は**生活習慣病**であるとすでに書いたが，断酒，断薬をして，回復するとは，結局のところ健康度が高い生き方をするということになる．**図Ⅲ-5-1**で示すように，依存症的な健康度の低い生き方から，健康的な生き方に変えていくことが一番重要であり，健康的に生きていけば断酒，断薬は結果的に達成され，幸福度も高まっていく．

コラム　**嘘・隠しごとという「魔法」をやめる**

　アルコールや薬物は，ストレスや問題，苦痛を簡単に解決してくれる「魔法」である．効果が切れると魔法も解けてしまい，問題だけが残ってしまう．断酒，断薬を続けるためには，問題が起こっても「魔法」を使わずにその問題と向き合い，現実的な方法で解決していくことが必要である．嘘や隠しごとも問題を解決する「魔法」である．そのため，嘘や隠しごとという「魔法」を使っているうちは，断酒，断薬にいたることはなく，嘘をつかなくなった時に，断酒，断薬も始まる．

臨床で役立つ知識　**節酒**

　アルコールの問題があって病院を受診しても，断酒したくないという患者は多い．その時には，患者の希望や動機に合わせて，節酒を目標とした治療を行うことがある．問題飲酒はあるものの依存症にはいたっていない患者や，軽症の依存患者では，節酒治療でうまくいくこともある．週に飲まない日（休肝日）を何日つくる，1日の飲酒量をこれぐらいにする，何時から何時までしか飲まないなどの目標を本人なりに決めてもらって，飲酒日記に結果を書いてもらうと，飲酒量が減っていくことがある．また，飲酒量低減薬であるナルメフェン（セリンクロ®）が使用されることがある．ただし，中等度以上のアルコール依存症では，節酒はうまくいかないことが多いため，その時には断酒に切り替えるように勧めていく．

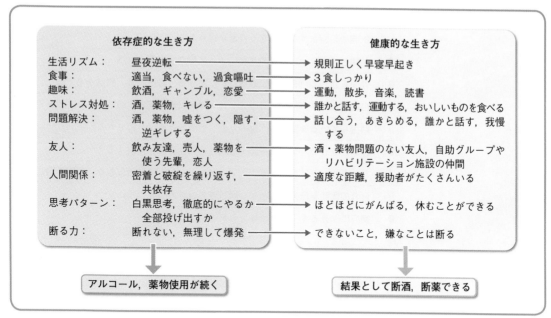

図Ⅲ-5-1 依存症的な生き方から健康的な生き方へ

2) 依存症治療の三本柱

外来通院，抗酒薬，自助グループはアルコール依存症治療の三本柱とされている．

①外来通院

「完全に治るまで入院させてください」という家族が多いが，入院すれば必ず断酒，断薬ができるわけではなく，退院後の断酒率は30%程度しかない．外来通院を続けている患者ほど，予後がよいとされているため，外来通院は非常に重要である．依存症の治療は一般の精神科では難しいことも多いため，依存症を専門に行っている病院やクリニックに通院を勧めるべきである．

②抗酒薬

抗酒薬とは肝臓でアルコールを分解する際に必要となるアルデヒド脱水素酵素の作用をブロックして，血中のアセトアルデヒドを増加させることによって，悪心，頭痛，動悸などの不快な症状を出現させる薬剤である．これは飲酒欲求を抑制するものではなく「ひどい目に遭うのは嫌だから，飲まないでおこう」と思わせるものである．シアナミド（シアナマイド®）とジスルフィラム（ノックビン®）がある．ただし，抗酒薬を内服中に飲酒する患者も多いため，飲酒した際の危険性などを伝えておく必要がある．

③自助グループ

依存症者達が自主的に集まり，断酒，断薬や回復を進めようとするグループを**自助グループ**と呼ぶ．アルコール依存症者の自助グループであるアルコ

抗渇望薬

抗酒薬とは違ったアルコール依存症治療薬で，アカンプロサート（レグテクト®）がある．飲酒欲求自体を抑制する効果がある．

表Ⅲ-5-4　**自助グループがどのように役立つか**

1	批判や判断されることなく共感が得られる
2	仲間との出会い，体験の共有によって孤立感が癒される
3	仲間を通して自分をみつめることができる，自己洞察，病識をもてる
4	自助グループ（仲間）の中で，対人関係（自己表現）のトレーニングができる
5	回復している仲間から，先の見通しと勇気と自信が得られる
6	仲間どうしで，ケア（世話・援助）の相互交流を体験する
7	自助グループに参加することで，アルコール・薬を摂取しない時間を過ごせる
8	自分の体験を伝えることが，同じ苦しみをもつ人の役に立つ
9	初心にかえるキッカケが与えられる

アルコホーリクス・アノニマス（Alcoholics Anonymous：AA）は1935年に始まり，現在では世界中に広まっている．薬物依存症者にはナルコティクス・アノニマス（Narcotics Anonymous：NA）がある．いいっぱなし，聞きっぱなしの原則に基づいたミーティングを行っている．自助グループの利点については**表Ⅲ-5-4**に示す．

3) その他の依存症の治療法

①薬物療法

　抗酒薬，抗渇望薬以外に断酒に効果が証明されている薬はなく，断薬のための薬はない．そのため，依存症に対する薬物療法はあくまで補助的なものとなる．生活上のストレスや欲求からのいらだちに対して，気分安定薬や抗精神病薬を使用することがある．

> **睡眠薬や抗不安薬の注意点**
>
> ベンゾジアゼピン系の睡眠薬や抗不安薬は，乱用・依存に移行するリスクを考慮し，高用量や多剤併用，漫然とした投与，頓服使用は避けるべきである[20, 21]．

②動機づけ面接[22]

　従来行われてきた直面化し説得していく技法は，治療中断率が高く予後は不良であった．本人を叱ったり，責めたり，注意することで，断酒，断薬ができることはまれである．むしろ本人の努力を評価し肯定することで，断酒，断薬しようという動機が高まり行動は強化される．

　動機づけ面接では治療者が説得，批判をするのではなく，患者自身の中にある「やめたいけどやめたくない」という両価性を理解し，共感的態度で接していく．また自らが変化をしていきたいという言葉「チェンジトーク」に注目し，強化することで，本人が変化したいという動機や変化できるという自信を高めていく．

　動機づけ面接法を使うことによって，患者の治療への抵抗が弱まり関係性がよくなるため，治療継続がしやすく，疲弊せずにかかわることができる．

③認知行動療法

　アルコールや薬物に対する不適切な認知を修正し，新たな適応的行動を学

表Ⅲ-5-5 **入院治療プログラム例**

	月	火	水	木	金
午前	小グループミーティング	AA・断酒会 オンラインメッセージ スタッフ合同ミーティング	病棟回診	作業療法	勉強会
午後	ヨガ・瞑想 DVD鑑賞	coping skills training	MAC, DARC, NA オンラインメッセージ	レクリエーション 女性DARC オンラインメッセージ	レクリエーション

MAC：Maryknoll Alcohol Center, メリノール・アルコール・センター
DARC：Drug Addiction Rehabilitation Center, ダルク
［埼玉県立精神医療センターで使用のものを許可を得て掲載］

習することによって回復を目指していく治療法である．使用するきっかけとなるハイリスク状況を「引き金」と呼ぶ．飲み屋や薬の売人などアルコールや薬物と関係している人，場所，物，時間を**外的な引き金**，恐れや怒り，孤独感などの感情的な引き金を**内的な引き金**と呼ぶ．まずは引き金を回避することで再飲酒，再使用を防止していく．それでも引き金が引かれてしまって，渇望が起こりそうな時には，誰かに電話をして，しばらく話をすることで欲求を消してしまう方法などをとる．その他にも，暇な時間をつくらないようにあらかじめスケジュールを立てたり，ストレスがたまった時の健康的な対処法を練習するなど適応的な行動を増やして，断酒，断薬の継続を目指す．

④入院治療

　自分が依存症を治療したいという意志に基づいた自発的入院を基本とする．治療プログラム例を**表Ⅲ-5-5**に示す．入院治療の目的は，①解毒，精神病症状の治療，②治療の動機づけ，疾病教育，情報提供，③自助グループやリハビリテーション施設とのつながりをつくることである．入院治療は，いわゆる依存症的な生活習慣から健康な生活習慣へ変えていくための「合宿」を行っているようなものである．退院後も入院中に身につけた生活習慣を維持すれば断酒，断薬も可能であるし，元の依存症的な生活習慣に戻ってしまえば再使用のリスクは高まると考えられる．

⑤その他の治療施設

　依存症は病院だけの治療で完結するものではなく，保健所や精神保健福祉センターなど，さまざまな関係機関や施設と協力していく必要がある．また依存症のためのリハビリテーション施設として，アルコールではメリノール・アルコール・センター（Maryknoll Alcohol Center：MAC），薬物であればダルク（Drug Addiction Rehabilitation Center：DARC）があり，入寮，または通所での利用が可能である．治療は午前・午後のグループミーティングと，夜間の自助グループに参加することが基本となる．おおむね半年〜数

年の入寮期間を経て，地域へ戻っていくが，その間にアルコールや薬物のない生活習慣を身につけることと同時に，自助グループとの関係づくりを支援する．実際に多くの依存症者がリハビリテーション施設に入寮し，断酒，断薬，回復を果たしている．

臨床で役立つ知識

回復にとって重要なMADS：Motivation, Action, Direction, Situation

断酒，断薬して回復していくために重要なことがいくつかある．まず動機Motivationである．断酒，断薬したいという気持ちがなければよくなることはありえない．しかし，止めたいという気持ちだけではやめられないのが依存症である．次に重要なのは行動 Action である．断酒，断薬したいと思っているだけではなく，そのために何らかの治療的な行動を起こしていることが重要である．その次は治療の方向性 Direction である．行動を起こしても，見当違いな治療をやっていてはよくならない．通院をする，自助グループに通う，暇な時間を減らしていくなど，治療の方向性が正しいことは重要である．最後に状況 Situation が大事である．いくら自助グループに通っていても，いつも飲み屋で食事をしていたり，薬物を一緒に使っていた仲間と付き合いが続いていれば，断酒，断薬は難しい．どのような状況に自分を置いているかということも大切である．

---

⑥家族療法

　家族療法は依存症の治療で非常に重要な役割を果たす．依存症は家族を深く巻き込む**家族病**である．家族は1日中「どうやったら酒や薬物をやめるのだろうか……」と依存症患者のことばかりを考えるようになってしまう．相手との関係性に過剰に依存し，その人間関係にとらわれている状態を**共依存**と呼び，本人に対する過干渉をイネイブリングと呼ぶ．家族教育の基本としては，過干渉をやめる，本人の責任は本人に返していく，家族が自分自身の生活を取り戻す，ほかの家族と集まる，自分の気持ちを表現する，家族のための自助グループへの参加などが挙げられる．

予後

　断酒後1年以内の再飲酒，再使用率は高い．断酒期間が2～3年を越えると，断酒継続率が高くなるとされている[23]．若年発症の依存症の予後は不良とされており，逆に女性や高齢者の予後は比較的よいといわれている．アルコール依存症の平均寿命は52歳であり，身体障害によって亡くなることも多く，重篤（じゅうとく）な病気であるといえる．

　自ら治療に取り組み，外来通院や自助グループへの参加を続ければ，断酒，断薬にいたり，回復していく例は多い．治療への動機づけをいかに高めるかということが重要になるであろう．

●引用文献
1) 高橋三郎，大野　裕（監訳）：物質関連症および嗜癖性症群．DSM-5-TR 精神疾患の診断・統計マニュアル，p.525-647，医学書院，東京，2023
2) 国税庁課税部酒税課：酒のしおり．2022，〔https://www.nta.go.jp/taxes/sake/shiori-gaikyo/shiori/2022/index.htm〕（最終確認：2023 年 10 月 5 日）
3) 尾崎米厚：中高生の喫煙及び飲酒行動に関する全国調査．平成 29 年度厚生労働科学研究費補助金 疾病・障害対策研究分野 循環器疾患・糖尿病等生活習慣病対策総合研究 飲酒や喫煙等の実態調査と生活習慣病予防のための減酒の効果的な介入方法の開発に関する研究．平成 29 年度総括・分担研究報告書，p.7-55，2018，〔https://mhlw-grants.niph.go.jp/project/26503〕（最終確認：2023 年 10 月 5 日）
4) 厚生労働省：飲酒習慣者の割合の年次推移（性・年齢階級別）．国民健康栄養調査．2019，〔https://www.nibiohn.go.jp/eiken/kenkounippon21/eiyouchousa/keinen_henka_seikatsu_syuukan.html〕（最終確認：2023 年 10 月 5 日）
5) 厚生労働省：習慣飲酒者の年次推移（性・年齢階級別）．アルコール情報ページ，〔http://www.mhlw.go.jp/topics/bukyoku/kenkou/alcohol/siryo/insyu.html〕（最終確認：2023 年 10 月 5 日）
6) 金城　文，尾﨑米厚，桑原祐樹ほか：2018 年わが国の成人の飲酒行動に関する全国調査．厚生労働科学研究費補助金（循環器疾患・糖尿病等生活習慣病対策総合研究事業）分担研究平成 30 年度報告書，p.41-53，2019，〔https://mhlw-grants.niph.go.jp/project/27105〕（最終確認：2023 年 10 月 5 日）
7) 公益財団法人 健康・体力づくり事業財団：成人喫煙率（JT 全国喫煙者率調査）．最新タバコ情報，タバコに関する統計，〔https://www.health-net.or.jp/tobacco/statistics/jt.html〕（最終確認：2023 年 10 月 5 日）
8) SAMHSA（Substance Abuse and Mental Health Services Administration）: Results from the 2020 national survey on drug use and health; detailed tables. Substance Abuse and Mental Health Services Administration 2022,〔https://www.samhsa.gov/data/report/2020-nsduh-detailed-tables〕（最終確認：2023 年 10 月 5 日）
9) 嶋根卓也，猪浦智史，山口裕貴ほか：薬物使用に関する全国住民調査（2021 年）＜第 14 回飲酒・喫煙・くすりの使用についての全国調査＞．令和 3 年度厚生労働行政推進調査事業費補助金（医薬品・医療機器等レギュラトリーサイエンス政策研究事業）薬物乱用・依存状況の実態把握と薬物依存症者の社会復帰に向けた支援に関する研究 総括・分担研究報告書，p.7-144，2021，〔https://www.ncnp.go.jp/nimh/yakubutsu/report/pdf/J_NGPS_2021.pdf〕（最終確認：2023 年 10 月 5 日）
10) 松本俊彦，宇佐美貴士，船田大輔ほか：全国の精神科医療施設における薬物関連精神疾患の実態調査．令和 2 年度厚生労働行政推進調査事業費補助金（医薬品・医療機器等レギュラトリーサイエンス総合研究事業）分担研究報告書，p.41-104，2020
11) 独立行政法人国立病院機構　久里浜医療センター：令和 2 年度 依存症に関する調査研究事業「ギャンブル障害およびギャンブル関連問題の実態調査」報告書，2021
12) Volkow ND, Warren KR:Drug addiction: the neurobiology of behavior gone awry. The ASAM Principles of Addiction Medicine, Fifth Ed（Ries RK, Fiellin DA, Miller SC et al, p.3-18, Lippincott Wiiliams & Wilkins, 2014
13) Kuhar M：Chapter 4 The ABCs of drug action in the brain. Addicted Brain, The: Why We Abuse Drugs, Alcohol, and Nicotine, 1st Ed, p.39-58, Pearson Education, 2012（船田正彦監訳：第 4 章 脳内における薬物作用の ABC．溺れる脳 人はなぜ依存症になるのか，p.47-69，東京科学同人，2014）
14) Volkow ND, Wang GJ, Fowler JS et al: Addiction: beyond dopamine reward circuitry. Proc Natl Acad Sci U S A. 108: 15037-15042, 2011
15) Blum K, Braverman ER, Holder JM: Reward deficiency syndrome: a biogenetic model for the diagnosis and treatment of impulsive, addictive, and compulsive behaviors. J Psychoactive Drugs 32〔Suppl i-iv〕: 1-112, 2000
16) 松本俊彦：アルコール・薬物依存症と自殺予防．薬物依存とアディクション精神医学，p.211-224，金剛出版，2012
17) 融　道男，小見山実，大久保善朗ほか（監訳）：精神作用物質使用による精神及び行動の障害．ICD-10 精神および行動の障害―臨床記述と診断ガイドライン，新訂版，p.81-94，医学書院，2005
18) Ziedonis D, Bizamcer AN, Steinberg ML et al：Co-occuring addiction and psychotic disorders. Principles of Addiction Medicine, 4th Ed（Ries RK, Fiellin DA, Miller SC et al), p.1193-1209, Lippincott Williams & Wilkins, 2009
19) 成瀬暢也：精神科救急の最新知識 症候・精神疾患に対する対応―薬物乱用・依存．臨床精神医学 43（5）：729-735，2014

20）稲田　健：ベンゾジアゼピンの常用量依存の治療．精神科治療学 28［増刊］：232-236，2013
21）原井宏明：ベンゾジアゼピン依存に対する行動療法．臨床精神薬理 16（6）：857-866，2013
22）Miller WR, Rollnick S：Motivational interviewing：Preparing People for Change, 3rd Ed, Guilford, New York, 2013（原井宏明監訳：動機づけ面接 上・下，第 3 版，星和書店，2019）
23）猪野亜朗，大越　崇，奥宮祐正：アルコール依存症の短期予後と長期予後—断酒会員の追跡調査から．精神神経誌 93（5）：334-358，1991

睡眠障害

● **睡眠覚醒障害群**

　睡眠に関する症状としては,「眠れない」という訴えがおそらく最も多い.このような訴えがあった際の考え方として,①環境的要因(騒音,不適切な室温など),②身体的要因(疼痛,夜間頻尿,掻痒など),③物質や薬剤的要因,④精神疾患の併存の有無などを評価する.そのうえで睡眠障害としての診断および治療を検討する.

insomnia disorder

1 | 不眠障害

A 病 態

不眠障害とは

　入眠困難,中途覚醒(睡眠維持困難),早朝覚醒などの不眠症状が存在し,そのため日中の機能障害を引き起こしているものを不眠障害という(**表Ⅲ-6-1**).疲労,注意集中力低下,日中の眠気などの症状のほか,社会生活上でのパフォーマンスが低下しており,治療を要する.また不眠障害は生活習慣病や肥満との関連も示唆されており,これらの治療および予防という観点からも注目される.

表Ⅲ-6-1　**不眠障害の主な症状**

睡眠関連症状	日中の機能障害
●入眠困難(寝つきがわるい) ●中途覚醒(何度も目を覚ます) ●早朝覚醒(早く目覚めて再入眠できない) ●非回復性睡眠(熟眠感がない) ●就寝時のぐずり(小児) ●一人で眠れない/怖がる(小児)	●日中の眠気 ●疲労感/倦怠感 ●注意/集中/記憶力の低下 ●社会/家族/就業/学業上のパフォーマンス低下 ●抑うつ気分/不安/焦燥/イライラ ●行動上の問題(過活動/衝動性/攻撃性) ●意欲/興味/活力の低下 ●仕事のミスや事故の起こしやすさ ●睡眠問題へのとらわれ/こだわり

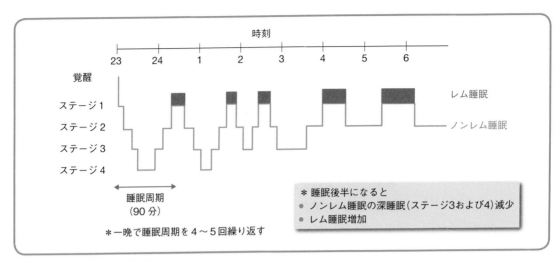

図Ⅲ-6-1　健康な睡眠パターン

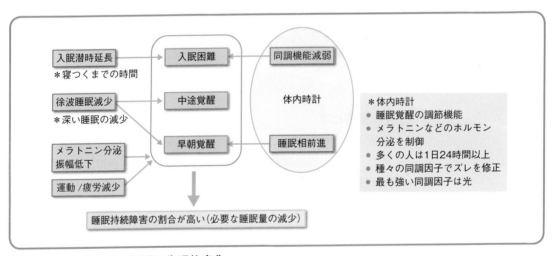

図Ⅲ-6-2　加齢による睡眠の生理的変化

発症機序

　　加齢，不適切な睡眠衛生や生活習慣，精神的ストレス，身体的ストレスなどの多数の要因が絡んで引き起こされる．健康な睡眠パターン（**図Ⅲ-6-1**）が崩れてしまい，入眠困難，中途覚醒などの不眠症状が出現する．

疫 学

　　成人の場合，不眠症状（入眠困難や中途覚醒など）をもつ人はおおむね15～30％程度とされ，加齢とともに上昇傾向にある．年齢階層別に比較すると，入眠困難は全年齢層にみられるが，中途覚醒や早朝覚醒は中高年齢層より出現率が高くなる．これは睡眠維持機能の低下によるが，加齢による生理的変化を反映している（**図Ⅲ-6-2**）．不眠症状を有するもののうち，日中の機能

表Ⅲ-6-2 不眠障害の診断基準（DSM-5-TR）

A. 睡眠の量または質の不満に関する顕著な訴えが，以下の症状のうち1つ（またはそれ以上）を伴っている：
  (1) 入眠困難（児童の場合，世話する人がいないと入眠できないことで明らかになるかもしれない）
  (2) 頻回の覚醒，または覚醒後に再入眠できないことによって特徴づけられる，睡眠維持困難（児童の場合，世話する人がいないと再入眠できないことで明らかになるかもしれない）
  (3) 早朝覚醒があり，再入眠できない．
B. その睡眠の障害は，臨床的に意味のある苦痛，または社会的，職業的，教育的，学業上，行動上，または他の重要な領域における機能の障害を引き起こしている．
C. その睡眠困難は，少なくとも1週間に3夜で起こる．
D. その睡眠困難は，少なくとも3カ月間持続する．
E. その睡眠困難は，睡眠の適切な機会があるにもかかわらず起こる．
F. その不眠は，他の睡眠・覚醒障害（例：ナルコレプシー，呼吸関連睡眠障害，概日リズム睡眠・覚醒障害，睡眠時随伴症）では十分に説明されず，またはその経過中にのみ起こるものではない．
G. その不眠は，物質（例：乱用薬物，医薬品）の生理学的作用によるものではない．
H. 併存する精神疾患および医学的状態では，顕著な不眠の訴えを十分に説明できない．

［日本精神神経学会日本語版用語監修，髙橋三郎，大野　裕監訳：DSM-5-TR™精神疾患の診断・統計マニュアル，p.395-396，医学書院，2023より許諾を得て転載］

表Ⅲ-6-3 不眠をもたらす主な医薬品

分類		主な一般名（商品名）	不眠以外の症状
副腎皮質ステロイド		プレドニゾロン（プレドニン®）	過覚醒
パーキンソン病治療薬	レボドパ含有製剤	レボドパ（ドパストン®）	悪夢，過眠
	ドパミン作動薬	プラミペキソール（ビ・シフロール®）	突発性睡眠
	その他	アマンタジン（シンメトレル®） セレギリン（エフピー®）	
降圧薬	β遮断薬	プロプラノロール（インデラル®） ピンドロール（カルビスケン®）	悪夢 水溶性は脂溶性よりも軽度
	カルシウム拮抗薬	ニフェジピン（アダラート®）	過覚醒，焦燥
気管支拡張薬	テオフィリン薬	テオフィリン（テオドール®）	
向精神薬	ドパミン刺激薬	メチルフェニデート（リタリン®）	
	抗うつ薬（SSRI）	パロキセチン（パキシル®）	

障害を引き起こしている不眠障害は3分の1程度，つまり成人の6〜10%前後といわれている．

B 診断

　睡眠障害国際分類（第3版）やDSM-5-TRによる診断基準（**表Ⅲ-6-2**）が用いられる．なお不眠をもたらす主な医薬品を**表Ⅲ-6-3**にまとめた．

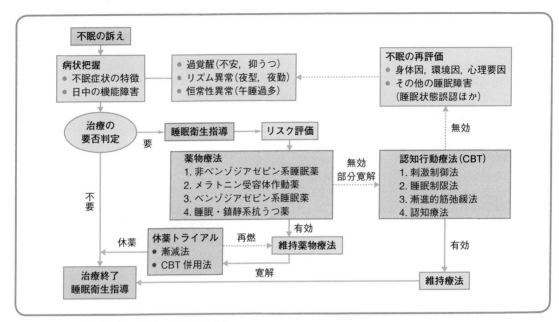

図Ⅲ-6-3　不眠障害の治療アルゴリズム
［三島和夫編：睡眠薬の適正使用・休薬ガイドライン，p.37，じほう，2014 より引用］
注）当時，オレキシン受容体遮断薬は未発売

C　治療

主な治療法

　不眠障害の治療アルゴリズムを**図Ⅲ-6-3**に示す．睡眠衛生指導をまず行うが，厚生労働省が発表した「健康づくりのための睡眠指針 2014」が参考になる．その内容と指導ポイントを**表Ⅲ-6-4**にまとめた．そのうえで年齢や背景疾患などを考慮し，薬物療法を検討する．薬物療法の実際や副作用および注意点については薬物療法の項（p.71，「精神疾患の治療」）を参照されたい．

●認知行動療法

　不眠障害における認知行動療法（cognitive behavioral therapy for insomnia：CBT-I）は，不眠の維持要因となっている生活および睡眠習慣を明らかにし，修正することで不眠を軽減する心理療法の１つである．睡眠に関する正しい知識と理解のための心理教育や睡眠衛生指導から始まり，睡眠日誌 などを利用しながら治療を進める．

　刺激制御法および睡眠制限法を組み合わせた睡眠スケジュール法が一般的に行われるが，規則的な睡眠覚醒リズムの再構築と，実際に寝ている時間と寝床に臥 床 している時間のズレを修正することが目的である．たとえば，起
<small>じょう</small>
床時刻を固定し，平均睡眠時間から逆算し就寝時刻を設定する．就寝時刻に床に就くが約15分経過しても眠れない場合は，いったんベッドから出て眠くなるまで臥床しない．日中は昼寝をせず，普段どおりの生活をし，夜間は同

睡眠日誌
24 時間の表を用いて，就床や起床時刻，実際に入眠していた時間（ぐっすり入眠，ウトウト入眠など）等を色分けして記入する日誌．睡眠に関する問題点や睡眠のリズムなどが認識しやすくなる．

表Ⅲ-6-4　健康づくりのための睡眠指針 2014 〜睡眠 12 箇条〜

	条文（詳細および指導ポイント）
1条	「良い睡眠で，からだもこころも健康に」
	睡眠不足や質の悪化は生活習慣病のリスク．不眠はうつ病などの心の健康と関連．日中の眠気がヒューマンエラーに基づく事故につながる
2条	「適度な運動，しっかり朝食，ねむりとめざめのメリハリを」
	定期的な運動や規則正しい食生活（とくに朝食摂取）を心がける．就寝前の激しい運動や夜食の摂取は控える．睡眠薬代わりの寝酒は睡眠をわるくする．就床 1 時間前の喫煙や夕食以降のカフェイン摂取は避ける
3条	「良い睡眠は，生活習慣病予防につながります」
	睡眠不足が肥満や生活習慣病のリスクを高める．肥満が睡眠時無呼吸の元になる．睡眠時無呼吸がまた生活習慣病の原因にもなる
4条	「睡眠による休養感は，こころの健康に重要です」
	不眠症状，とくに休養感の欠如はうつ病の症状の 1 つかも
5条	「年齢や季節に応じて，ひるまの眠気で困らない程度の睡眠を」
	必要な睡眠時間は人それぞれ．加齢で睡眠時間は短縮する．加齢で朝型化（とくに男性）する．季節で変動する．日中の眠気で困らない程度の自然な睡眠が一番
6条	「良い睡眠のためには，環境づくりも重要です」
	寝る前の自分にあったリラックス法（例：入浴はぬるめの温度でゆっくり）．寝室の温度・湿度・照度の調整や騒音遮断
7条	「若年世代は夜更かしを避けて，体内時計のリズムを保つ」
	子どもには規則正しい生活を（夜型ほどメンタルヘルスに所見のある子が多い）．休日に遅くまで寝床で過ごすと夜型化を促進（体内時計の乱れ）．朝目が覚めたら日光を取り入れる．夜更かしは睡眠をわるくする
8条	「勤労世代の疲労回復・能率アップに，毎日十分な睡眠を」
	日中の眠気は睡眠不足のサイン．睡眠不足は仕事の能率を下げる．睡眠不足の蓄積は休日にたくさん眠っても回復しない．午後の短い昼寝（30 分以内，15 時前）は眠気による作業能率の改善に効果的
9条	「熟年世代は朝晩メリハリ，昼間に適度な運動で良い睡眠」
	寝床で長く過ごしすぎると熟睡感が減る．加齢で睡眠時間は短縮化・朝型化する．適度な運動も必要
10条	「眠くなってから寝床に入り，起きる時刻は遅らせない」
	就床時刻にこだわらない．眠たくなってから床に就く．眠ろうとする意気込みが頭を冴えさせ寝つきをわるくする．眠りが浅いときは，むしろ積極的に遅寝・早起きに
11条	「いつもと違う睡眠には，要注意」
	睡眠中の激しいいびき・呼吸停止（睡眠時無呼吸），手足のぴくつき・むずむず感（レストレスレッグス症候群），歯ぎしり（顎関節障害），眠っても日中の眠気や居眠り（ナルコレプシー）で困っている場合は専門家に相談
12条	「眠れない，その苦しみをかかえずに，専門家に相談を」
	専門家に相談し，薬剤は専門家の指示で．アルコールとの併用はだめ

〔健康づくりのための睡眠指針の改定に関する検討会委員：健康づくりのための睡眠指針 2014, 厚生労働省健康局, 2014,〔https://www.mhlw.go.jp/file/06-Seisakujouhou-10900000-Kenkoukyoku/0000047221.pdf〕（最終確認：2023 年 10 月 5 日）より作成〕

様に過ごす．週ごとに，床上時間の85％以上眠れたら睡眠時間をおおむね15分増やして就寝時刻を変更する．80％未満の場合はおおむね15分短くして就寝時刻を遅らせる．これを繰り返し行うことで睡眠効率（総臥床時間中の総睡眠時間の割合）を高め，睡眠の質と量を延長させる．その他，リラクセーション（漸進的筋弛緩法）や睡眠に対する思い込みなど認知の修正（認知療法）も行われる．

経過・予後

これまでは安易な薬物療法が行われたり，薬物療法開始後も漫然と継続される傾向にあった．常用量依存などが問題視され始めたのも2010年代に入ってからである．適切な薬物療法と休薬も意識した治療方針が期待される．常用量依存や薬剤減量方法などについては薬物療法の項（p.71，「精神疾患の治療」）を参照されたい．

患者教育

治療者側も患者側も不眠症状の軽減に着目しがちであるが，日中の機能障害の改善が治療の第一目標であることを双方ともにまず再確認する必要がある．加齢による睡眠の生理的変化や不適切な睡眠衛生について説明し，睡眠に対する認識や行動の変容を促すことも重要である．

narcolepsy

2 ナルコレプシー

A 病態

ナルコレプシーとは

睡眠発作，情動脱力発作，睡眠麻痺，入眠時幻覚を4徴とする過眠をきたす疾患の1つである．睡眠発作のため日常生活への支障が大きい．

疫学

有病率0.1〜0.5％と低く，発症は10〜20歳代前半で中年期以降はまれである．男性に多い．

発症機序

覚醒維持に重要な神経ペプチドであるオレキシン神経の障害が原因とされる．

症状

睡眠発作は，活動中や精神的緊張状態にもかかわらず起こり，急激な抑えがたい睡眠欲求または睡眠に陥る発作である．睡眠は10〜20分程度と短く，覚醒時には爽快感を伴うことが多い．1日の中でも複数回起こる．情動脱力発作（カタプレキシー）は，笑う，驚くなどの強い感情が生じた際に両側性の筋緊張消失（数秒〜数分）が起こる．睡眠麻痺は，いわゆる「金縛り」で

あるが，入眠直後にレム睡眠が出現し意識が浅く残っている段階で，全身の筋肉が動かない状態になってしまうために起こる．**入眠時幻覚**も睡眠麻痺と同様に寝入りばなに夢（とくに悪夢）をみることで起こる．なお，睡眠麻痺や入眠時幻覚は睡眠不足でも起こるため，特異的な症状ではない．

B 診 断

睡眠発作および情動脱力発作の存在，睡眠ポリグラフ検査での入眠直後のレム睡眠の出現により診断されるほか，補助診断として髄液中オレキシンの低下やヒト白血球抗原（human leukocyte antigen：HLA）の DR2 抗原陽性などが用いられる．

C 治 療

治療法

生活指導と薬物療法が基本原則である．規則正しい生活を行い，夜間の睡眠を十分にとることは症状の軽減につながる．日中に短時間の昼寝をすることも日中の眠気の軽減に役立つ．

薬物療法は，精神刺激薬であるモダフィニル，メチルフェニデートが主体である．いずれも朝または朝と昼に服用することで日中の眠気を軽減する．夕方以降は，生活の不規則化を招くので服用しない．また入眠時幻覚や睡眠麻痺を軽減する目的で，三環系抗うつ薬が用いられることもある．

経過・予後

多くは 10〜20 歳代で発症し，10 年，20 年と時間がたつにつれて症状は軽減する傾向にある．症状別にみると，睡眠麻痺，入眠時幻覚，情動脱力発作の順に，症状の消退する頻度が高いとされており，日中の眠気の程度は軽くなるものの，長期に持続するとされている．

breathing-related sleep disorders

3 呼吸関連睡眠障害

睡眠中の無呼吸・低呼吸による酸素飽和度の低下と睡眠の分断化を背景とし，日中の眠気や注意力低下のため，日常生活に支障をきたす疾患である．睡眠中の気道閉塞が原因である閉塞性睡眠時無呼吸や，中枢神経系の機能不全が原因である中枢性睡眠時無呼吸などがある．特徴や治療について**表Ⅲ-6-5**にまとめた．

表Ⅲ-6-5 呼吸関連睡眠障害の比較

	閉塞性睡眠時無呼吸	中枢性睡眠時無呼吸
疫学	有病率 2〜4％，男性に多い 生活習慣病や肥満と関連	まれ，加齢とともに増える
発症要因	舌根沈下などの上気道閉塞 肥満，下顎が小さい，扁桃腺肥大，軟口蓋異常など	原因不明 CO_2 に対する換気応答異常が想定
主な症状	睡眠中のいびき，あえぎ，呼吸停止，中途覚醒，日中の眠気とそれに伴う諸症状	睡眠中のあえぎ・窒息感，頻回の中途覚醒，日中の眠気とそれに伴う諸症状
診断（PSG）	1 時間当たり 15 回以上の無呼吸・低呼吸	1 時間当たり 5 回以上の中枢性無呼吸
治療	減量，側臥位での睡眠 口腔内装具（マウスピースなど），CPAP，外科治療 薬物療法（アセタゾラミドなど）	CPAP 薬物療法（アセタゾラミドなど）
その他	ベンゾジアゼピン受容体作動薬（睡眠薬）やアルコールは悪化因子	オピオイドなどの薬剤性に注意

＊PSG：ポリソムノグラフィ（検査）
＊CPAP：持続陽圧呼吸療法（特殊なマスクから空気を送り込み，上気道内を常時陽圧に保持し気道閉塞を防ぐ）

表Ⅲ-6-6 概日リズム睡眠-覚醒障害群の主なタイプ別の特徴

	交代勤務型	睡眠相後退型	非 24 時間睡眠覚醒型
病態	交代勤務により，日中に睡眠をとらなければならない，就寝時刻が頻回に変わる，睡眠の分断化などによる	朝方まで入眠できず，遅い時刻まで起床できないが，睡眠は比較的安定して得られる．夜型生活後にリズムを戻せない	体内時計の同調機能障害により，睡眠覚醒周期が 24 時間に同期せず，一方向に毎日睡眠相がずれていく
疫学	交代勤務者の多くが睡眠症状あり	有病率 0.2％ 前後，10〜20 歳代に多い	きわめてまれ
主な症状	●覚醒中の眠気やそれに伴う集中力低下など ●自律神経症状（めまいなど） ●消化器症状（悪心，下痢など）	●午前中の眠気，集中力低下 ●社会生活への障害が大きい	●多くは睡眠相が毎日 1 時間ずつ後方にずれていくことによる日常および社会生活への障害
治療	●高照度光療法（タイプによって照射時刻が異なる） ●薬物療法（ラメルテオン，ビタミン B_{12}，超短時間型睡眠薬など） ●生活指導		

circadian rhythm sleep-wake disorders

4 概日リズム睡眠-覚醒障害群

睡眠相（睡眠開始から覚醒時間まで）が，社会的または職業的な理由により望ましい適切な時間とズレが生じて同調困難なために，睡眠が分断されるなどの結果，さまざまな機能障害が引き起こされたものである．特徴や治療について表Ⅲ-6-6 にまとめた．

表Ⅲ-6-7　ノンレム睡眠からの覚醒障害とレム睡眠行動障害

	ノンレム睡眠からの覚醒障害	レム睡眠行動障害
病態	ノンレム睡眠からの不完全覚醒による行動異常 通常は睡眠から最初の3分の1の間に起こる	レム睡眠中の異常行動 通常は睡眠時間の後半に多い
疫学	小児期（とくに学童期）に多く，青年期に消失 有病率：遊行症型（10数%）＞驚愕症型（数%）	初老期（50～60歳代以降）に発症 有病率：0.5% パーキンソン病など神経変性疾患に合併が多い
発症要因	遺伝的要因，発達に伴うもの，心理的要因と関連	レム睡眠中の錐体路出力遮断機能不全
主な症状	＜遊行症型＞ ●深睡眠期の寝返り後に起き上がる，歩き回る，放尿するなど ●覚醒刺激に反応しない，錯乱性覚醒となり暴力行動にいたることもある ＜驚愕症型＞ ●悲鳴，叫び声，恐怖表情，発汗など	●レム睡眠中に寝言，叫ぶ，笑う，殴る，蹴る，歩き回るなど（暴力的内容が多い） ●レム睡眠終了と同時に行動異常も消失し睡眠に戻る ●覚醒刺激に反応し完全覚醒（夢内容の想起可能）
診断・鑑別	終夜睡眠ポリグラフィ検査．てんかんとの鑑別	終夜睡眠ポリグラフィ検査．せん妄との鑑別
治療	●自然消失（重症例では一時的な抗不安薬） ●安全対策指導	●薬物療法（メラトニン，クロナゼパムなど） ●安全対策指導

parasomnias

5 睡眠時随伴症群

　ノンレム睡眠からの覚醒障害である睡眠時遊行症と驚愕症，レム睡眠行動障害が主な疾患である．これらの特徴を**表Ⅲ-6-7**にまとめた．

restless legs syndrome

6 レストレスレッグス症候群（むずむず脚症候群）

A 病態

レストレスレッグス症候群とは

　下肢の異常感覚と下肢を動かしたいという欲求が夜間就床安静時に生じ，入眠困難となる疾患で，むずむず脚症候群とも呼ばれる．

疫学

　欧米人に比較し，アジア人では少なく，日本人の疫学調査の報告では有病率2～4%とされる．

発症機序

　ドパミン作動性神経の機能障害，鉄代謝異常などが関連しているとされる．

症 状

下肢の異常感覚と下肢を動かしたいという強い欲求が安静時に生じる．夕方から夜間に増悪し，就床時には入眠困難，中途覚醒後は再入眠困難の原因となる．下肢の異常感覚は，ムズムズ，チクチク，電気が流れる，虫が這う，かゆい，イライラする，ほてる，だるい，痛いなどとさまざまに表現される．

臨床上の分類

特発性と症候性（2次性）に分類される．2次性の原因として，慢性腎不全（とくに透析療法中），鉄欠乏性貧血，胃切除術後，パーキンソン（Parkinson）病関連疾患，脊髄疾患，多発神経炎（糖尿病性，アルコール性など），葉酸欠乏，妊娠，薬剤性（抗精神病薬，抗うつ薬など）などがある．

B 診 断

臨床症状で下記を満たすことで診断する．

- 下肢の異常感覚と下肢を動かしたいという強い欲求の存在
- 欲求は安静時または低活動時に始まる，または増悪し，運動により改善する
- 症状は夕方または夜間に増悪する

「眠れない」との訴えが聞かれた場合，足がムズムズしないかを問診することが重要である．

C 治 療

2次性の場合は原疾患の治療を行い，そのうえで特発性と同様に薬物療法を行う．パーキンソン病治療薬のプラミペキソール（ビ・シフロール®）やロチゴチン（ニュープロパッチ®）のほか，ガバペンチンエナカルビル（レグナイト®）が治療薬として使用される．そのほか，クロナゼパム（リボトリール®）が用いられることもある．

7 | 摂食症

anorexia nervosa（AN）

1 | 神経性やせ症（AN）

A 病態

神経性やせ症とは

　強いやせ願望，病的な**低体重**［診断基準では body mass index（BMI）18.5未満のるいそう］，「自分は太っている」という身体像の障害（**ボディイメージの歪み**），無月経などのさまざまな身体的異常をきたしても，太ることへの恐怖（**肥満恐怖**）が強いのが特徴である．もともとマイペースな努力家タイプ，失敗を恐れる優等生タイプが多いといわれ，何らかのきっかけで体重を減らす達成感にのめり込んでいく．早期の生育環境や本人の不安への耐性，周囲から期待される役割と適応パターンの変化，親子葛藤など，さまざまな要素が絡み合って起こっていると考えられている．

　摂食症（DSM-5では摂食障害）の発生機序について，**図Ⅲ-7-1**にまとめた．心理・社会的な背景をきっかけに，低体重や低血糖などの身体変化が加わり，脳での満腹感や空腹感を司るシステムに変調をきたすと，食行動が変化する．低栄養や低血糖，ミネラルなどの不足は，不安や強迫性などの精神

メモ

長距離走や新体操など体重制限が要求される運動部やアスリートで，摂食症を発症しやすいことが知られるようになり，指導者にも適切な指導が求められている．

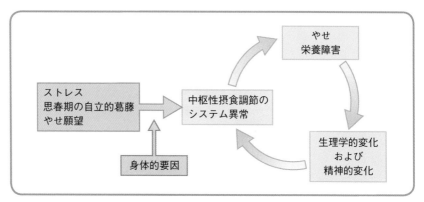

図Ⅲ-7-1　摂食症の発生機序
［切池信夫：摂食障害．専門医をめざす人の精神医学，第3版（山内俊夫編），p.369，医学書院，2011より許諾を得て転載］

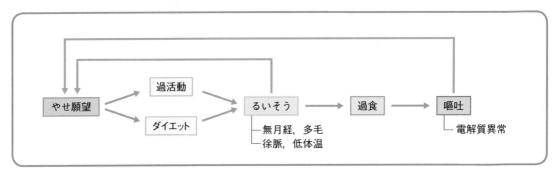

図Ⅲ-7-2　**摂食症の症状の関連**

症状をさらに強めてしまい，これが再び脳での摂食調節システムに影響し，さらに食行動の異常が悪化する[1].

摂食制限型，過食・排出型に分けられるが，食事量を減らし低体重が進むと，食べたいという衝動が起きてくるため，制限型で始まった患者が過食・排出型に移行することはしばしばみられる.

疫 学

思春期の女性に発症することが多い．欧米の研究をまとめたデータでは，有病率は 0.3% といわれている．ときに男性もみられるが，女性患者 10 〜 20 人に対し 1 人とまれである．男性では自閉スペクトラム症や強迫症などとの合併が多い[2].

症 状（図Ⅲ-7-2）

1）精神心理症状

本人はかなりやせているにもかかわらず「私よりもっと体重が少ない子もいます」「お尻がすごく大きいのでもっとやせないと気持ち悪い」などと，病的な低体重であることはなかなか認めない（**病識の欠如**）．たとえ表面上は「もっと体重を増やした方がいいことはわかっています」と愛想よくいったとしても，「お肉とか脂っこいものが苦手なの」「部活が忙しくて食欲がなかった」などと，別の理由をつけて体重を増やせないことが多い.

はじめは食事制限を徹底して行う制限型の摂食症でも，低体重が進むと食べたいという衝動が高まって過食をするようになることがある．生命維持のために必要な衝動的な過食（飢餓状態にしたマウスも過食をする）のこともあれば，むちゃ食いと呼ばれる大量の高カロリーの食べ物を短時間で一気に摂取する過食もある．前者では，回復過程において元の体重を少し超えたあたりで過食衝動が収まることが多い．後者は，指を口に入れて食べたものを吐き出す**自己誘発嘔吐**や下剤乱用につながることが多く，また過食嘔吐が1つのストレス解消法として習慣化しやすい．睡眠障害やパニック症の併発もよくみられる.

2）身体症状

低栄養が長く続くと無月経や骨粗鬆症，甲状腺機能低下症といった身体症状が現れてくる．BMIで17を下回ると月経がなくなることが多い．骨密度は女性ホルモンが低下すると下がることが知られており，制限型の摂食症ではしばしば60～70歳代の女性と同等という低値になり，病的骨折が起こりやすい．甲状腺ホルモンが低下すると，徐脈，低血圧，低体温，消化機能の低下，寒がりになるなどの変化が起こる．甲状腺機能低下状態では，身体のエネルギー消費が抑えられるため，これは体の防衛反応ともいえる．

嘔吐や浣腸，下剤・利尿薬の乱用により，消化液中のカリウムが失われ低カリウム血症など電解質異常がしばしばみられる．吐くために大量の水を摂取する患者では，希釈性の低ナトリウム血症も起こりうる．

> **メモ**
>
> 飢餓状態では脳がびまん性に萎縮することもわかっている．こだわりが強くなり思考の柔軟性がなくなることもある．これは栄養状態が改善すると回復する．

B 治 療

本人たちにとって拒食には，安心感や達成感を得るための手段という面と，体重が増え太ることへの恐怖という側面があることを念頭に置き，接することが重要である．

主な治療法

彼らは表面的には完璧主義な優等生タイプにみえるが，その実は自己評価が低く，不安や劣等感が強い．それを埋めるべくたゆまぬ努力をするため，かなりやせていても，勉強や部活，運動などに活動的であることが多い．いきすぎたダイエットでは説明がつかず，1つの病気として本人と周囲が理解し，対応していくことが必要である．

自信のなさや不安を，食事量や体重をコントロールすることで代償しようとするパターンに患者本人が気づき，低体重の心身に及ぼす悪影響があることを認め，その悪循環から抜け出すことが治療のスタートになる．早期の発見・介入が望ましい．

1）通院治療

軽症の場合は，支持的精神療法を中心に家族を交えた疾患教育，食事日記などを通した栄養指導などによるアプローチを行う．薬物療法はあくまでも対症療法であるが，不安が強く，抑うつ症状や不安発作，強迫傾向などが目立つ場合には，少量の抗不安薬や選択的セロトニン再取り込み阻害薬（SSRI）を使用することもある．

2）入院治療

栄養障害が顕著な場合には，入院して体重を増やすことが必要になる．時に内科医と連携して輸液や栄養剤などによる栄養療法を行わねばならないこともある．この際，体は飢餓状態に適応した代謝経路になっているため，急な摂取カロリーの上昇によって肝機能障害や低リン，低カリウム，低マグネ

シウムといった電解質異常が起こる（再摂食症候群，refeeding syndrome）ため注意が必要である[3].

入院中の栄養管理や行動制限などは医師や心理士を含めて定期的なカンファレンスなどで目標を設定し，そのつど患者とも変更点などを共有し，それをもとにケアや観察をしていくとよい．入院中には，さまざまな問題行動が出現しうる．出された病院食に細かな注文をつけたり，残したり，長時間かけて遊び食べをしたりする．何とか努力して食べても嘔吐してしまうこともあるし，処方されている補助栄養剤を隠れてトイレに捨てていたということもしばしばみられる．看護師の目を盗んで筋トレに励み，体重を増やさないような努力をする一方で，飢餓状態にあるため食事への関心は異常に高まっている．そのためお菓子などの溜め込み，盗食，ベッドでの隠れ食いもしばしばみられる．体重測定前に水を大量に飲んだり，ペットボトルを隠し持ったりして体重を少しでも多くみせようとすることもある．断固としてやせ続けようとする患者と体重を増やそうとする医療者側が，競い合うような関係性に陥りやすい．

3）家族への対応

家族は患者への対応に疲れきっていることが多く，まずはその苦労や不安をねぎらい傾聴 *する．「しつけ」や「育て方」の問題ではないことを伝え，摂食症は1つの病気であり，家族が罪悪感や焦りから本人の言動に過剰な反応をしないようアドバイスをしていく．

4）看護師の患者へのかかわり方

看護において肝心なことは，監視し管理することではなく，食べることへの不安や葛藤，体重がどんどん増えるのではないかという恐怖，問題行動がみつかった時の情けなさやみじめさなどという，患者の気持ちに寄り添う姿勢である．好きであった趣味の話，得意であった勉強，楽しかった思い出など，本人が安心して語れる話題を提供し，ありのままで評価されることを実感できるような援助が必要とされる．そうでなければ，入院で体重を増やしても，退院してすぐにそれ以上に体重を減らしてしまうということになりかねない．摂食症の患者が回復の過程をたどり始めるには，「食べない」ことで得られる安心感を手放し，一人で努力して解決できないことは，周りの人の助けを借りつつ何とかやっていけばよい，と思えるようになることが大切である．

> **＊傾聴**
> 相手の言葉に耳を傾け，表情や声のトーンに注意を払い，感情や真意を引き出し共感すること．

▎経過・予後

制限型，過食嘔吐型，体重減少を伴わない過食症と移行はあるが，経過のどの時点でも回復に転じる可能性があるし，またどの段階でも慢性化するケースがある．制限型の摂食症が思春期以降も長期にわたった場合，低血糖や低体温，不整脈，日和見感染などが起こりやすくなり，死にいたることもある．英語圏とドイツ語圏での研究のまとめによると，10年以上経過を追っ

た場合，回復73.2%，部分回復8.5%，不良13.7%となり，死亡も9.4%である[4]．

bulimia nervosa（BN）

2 ｜ 神経性過食症（BN）

A　病態

神経性過食症とは

神経性過食症（BN）は，自分ではコントロールできない過食の衝動があり，短時間に大量の食べ物を摂取して，その後に嘔吐や下剤の乱用（あるいは翌日の摂食制限）などを行う．

BNになる人は，対人関係においては気配りの人であり，時に社交的ですらある．しかし，家庭や学校や職場でのさまざまなストレス，対人関係の悩みなどがあると，そのイライラや不満をうまく発散することができず，過食という衝動行為に及んでしまう．

疫学

思春期に発症する神経性やせ症（AN）に比べ，成人の女性に多い．ANからの移行もみられる．医療機関には受診せず，未治療のまま自然軽快するケースもあると推測されている．

症状

やせ願望や肥満恐怖という点ではANと共通するが，体重は軽いやせ〜肥満で推移するため，低体重による合併症は少ない．嘔吐を行わない非排出型の過食症では，肥満となる．

1）精神心理症状

太りたくないという気持ちはあるため，我を忘れて食べてしまった後に後悔し，自己嫌悪に陥り，抑うつ気分や無力感にさいなまれる．ひきこもりなど活動性が低下していることも多い[5]．

過食は苦しい反面，現実のつらさを忘れさせてくれ，一時的には抑圧された怒りや不満の解消に役立つ面もあり，やめられない習慣（嗜癖）になってしまう．嘔吐などで体重がコントロールできていると，徐々に過食に対する罪悪感も薄れ，「過食したら吐けばいいや」と一見楽観的にみえることもある．

2）身体合併症

過食や嘔吐，下剤乱用による身体合併症の症状としては，う歯（胃液によりエナメル質が溶ける），吐きダコ（自己誘発嘔吐の時に歯が当たる指の関節にタコができる），低カリウム血症による不整脈，低ナトリウム血症によるけいれん，唾液腺腫脹による頬の腫れ，血性の下痢などがある．本来，下剤を

使用しても，大腸での水分の吸収は減るが胃や腸での栄養吸収は行われるので，ダイエットにはならない．しかし便秘や下腹部の張り，ポッコリした感じなどを気にして下剤を乱用するケースが多く，徐々に下剤を使用しないと排便が起こらない弛緩性便秘症になっていく[6]．

　ANに比べ，自傷行為や万引きなどの問題行動も多い．BNでの万引きは，盗る時のスリルという快感がある場合もあるが，多くは過食用の大量の食べ物を手に入れるためという理由が多い．アルコール依存や買い物依存などの他の嗜癖や性的な逸脱行動もしばしばみられる．

B　治　療

　自ら医療機関を受診する人がANより多く，自分の行動が病的なのではないかという意識をもっていることが多い．抑うつ気分や不眠などの主訴で精神科を受診することもあり，病的肥満やひきこもりなどで紹介されてくるケースもある．

主な治療

　詳細な病歴聴取から，過食衝動が起きる時の状況や対人関係のパターンを明らかにしていくことが治療のスタートである．支持的精神療法が中心となり，過食は本人なりのストレス対処行動であることを認めつつ，過食による合併症や維持すべき体重などを含めて心理教育を行っていく．食事や気分，過食の前のできごとなどについての日記をつけてもらい，認知行動療法的なアプローチを行う．自分と周囲の人との関係性や役割に着目した，対人関係療法の有効性も示されている．不満や怒りなどを自覚し，適切な形で自己主張ができるようになり，より健康的なストレス対処行動がとれるようになってくると過食を減らせるようになる．

　入院治療が必要となることはあまりない．もしあったとしても，自宅では過食衝動のコントロールができず，本人が休息を希望する場合などの任意入院がほとんどである．

　薬物療法としては，BNにしばしば合併する気分症やパニック症などの不安症に対してSSRIを使用することで，過食衝動がコントロールしやすくなる．

予　後

　10年前後の追跡調査で，致死率は0.6〜2％とANよりは低い．死因としては自殺や事故死，心不全を伴う身体疾患が多い．

sleep-related eating
disorder（SRED）

3 │ 睡眠関連摂食障害（SRED）

　若年者に多い．ノンレム睡眠から覚醒（かくせい）せず，寝ぼけた状態で食べてしまう病態であり，睡眠随伴食行動異常である．夜にいったん眠った後，起き出して食べ物を食べてしまう．翌朝に自分では覚えておらず，「アイスを食べたゴミが残っていた」「炊飯器が空であった」などで気づかれる．過食症の人でも夜間の過食エピソードを解離のため思い出せないことがあるが，睡眠時脳波で鑑別ができる．

●引用文献
1) 切池信夫：摂食障害．専門医をめざす人の精神医学，第 3 版（山内俊夫編），p.369，医学書院，2011
2) 前掲書 1），p.366
3) 西園マーハ文編：摂食障害の治療（専門医のための精神科臨床リュミエール 28），中山書店，2010
4) 前掲書 1），p.371
5) 水島広子：摂食障害の不安に向き合う―対人関係療法によるアプローチ，創元社，2015
6) 切池信夫：摂食障害―食べない，食べられない，食べたら止まらない，第 2 版，医学書院，2009

8 ｜ パーソナリティ症

●パーソナリティ症とは

　人格（パーソナリティ）とは，物ごとの見方や感じ方，判断，人間関係や行動において，その人のとりやすいパターンの全体を表す言葉である．人格は，生まれながらにもっている体質や気質に，乳幼児期の母親などの養育者との関係が影響を及ぼし，学校教育やしつけなどによって形作られ，さらには青年期までのさまざまな同年代との体験，モデルとなる人物との出会い，職業や社会の期待，風土などによって形成される．

　それでは人格の障害，「パーソナリティの病」とはどのようなものであろうか．人格の障害はその性格や繰り返される行動パターンによって，本人あるいは周囲の人々が悩む時に，はじめて診断される．風変わりな人や時に極端な言動がみられる人も，そのことで本人も周囲も困っていなければ「個性」の範囲なのである．

　パーソナリティ症（DSM-5 ではパーソナリティ障害）は，**表Ⅲ-8-1** のように，大きく3つの群（クラスター）に分けられる．それぞれのパーソナリティ症の特徴と対応のポイントを以下に解説する．

表Ⅲ-8-1　パーソナリティ症の分類

群（クラスター）	特徴	疾患
A群パーソナリティ症	奇妙で風変わりな人々	猜疑性パーソナリティ症 シゾイドパーソナリティ症 統合失調型パーソナリティ症
B群パーソナリティ症	演技的，感情的でうつろいやすい人々	反社会性パーソナリティ症 ボーダーラインパーソナリティ症 自己愛性パーソナリティ症 演技性パーソナリティ症
C群パーソナリティ症	不安や恐怖を感じやすい人々	強迫性パーソナリティ症 回避性パーソナリティ症 依存性パーソナリティ症 他の医学的状態によるパーソナリティ症

paranoid personality
disorder

1 ｜ 猜疑性パーソナリティ症

A 特徴

　他人への不信感や疑い深さが基本的な特徴である．自分が利用されるのでは，危害を加えられるのでは，という猜疑心（さいぎしん）を抱きやすく，いったん恨みを抱くとなかなか訂正ができない．彼らの物ごとの見方や判断は，個人的な事情によって歪（ゆが）められており，本人の願望や要求に反する事実は周囲が説得しても断固として受け入れないことが多い．よって職場や家庭でもさまざまな摩擦が生じる．こうした患者が自分から治療を望んで受診することはあまりないが，家族や職場の上司，他科の担当医などに勧められたり，不眠や不安などの併存する精神障害の治療を求めたりして，精神科を受診することがある．

　このパーソナリティ症は，妄想症に発展することがあり，統合失調症の家族歴も多いことが知られている．

B 対応・治療

*他罰性
「私は悪くない」「周囲のせいでそうなった」という考えをもちやすいこと．合理化という心理防衛機制でもある．
⇔自責

　偏見や妄想的な関係づけ，他罰性*は患者本人にとっては自分に馴染んだ適応パターンであり，従来は精神科治療の効果が乏しいといわれてきた．しかし近年，精神科治療により現実的な判断や認知ができるようになる，周囲の人々への信頼感が強まるなどの効果が期待されるようになっている．

　心理社会的アプローチとしては，認知療法や社会技能訓練などがある．患者の苦しみや訴えに寄り添い，現実的な対処を進めつつ，不安や緊張などの症状に理解を示し治療者への安心感をもってもらう．孤立や対立といった対人問題について認識を徐々に深めてもらい，不信－攻撃という行動パターンを修正することが目標となる．

schizoid personality
disorder

2 ｜ シゾイドパーソナリティ症

A 特徴

　非社交的で，孤独を好み，孤立しやすく，臆病・恥ずかしがりという過敏性と，きまじめ・従順という鈍感な面を併せもつ．しかし，友人や家族との交流が少ないことや，周囲から変わった人と評されることに彼ら自身は困っていないことが多い．社会から遊離した生活をしながら，淡々と日々を送り，

芸術方面などで大きな成果をあげることもある.

B　対応・治療

　薬物療法や精神療法的アプローチで治療をするというよりも，周囲の人に患者の特性を理解してもらい環境調整を図ったり，支援者として寄り添い助言したりするかかわりが必要になる.

schizotypal personality disorder

3　統合失調型パーソナリティ症

A　特　徴

　風変わりな言動や妄想様の考えが思春期からみられることが多い. 占いや超能力，幽霊などといった超現実的なものに親しみを覚える人もいる. ほとんど友達がおらず，社会的接触を避け，ひきこもりの傾向がみられやすい. 独特の感情の冷たさがあるが，その考えを聞いてみるとしばしば「今朝は赤い車が多かったから，家族の誰かがケガをするとわかりました」とか「自分の考えた言葉がアイドルの新曲に盗用されたんです」などと妄想様の発言がある. その他，さまざまな場面で妄想様症状（魔術的思考，疑い深さ，誇大）など認知の歪みが存在する. しかし，幻聴やまとまりのない会話，奇妙な振舞い，陰性症状，カタトニア性の興奮といった，統合失調症と診断するに十分な証拠がないことが診断の根拠となる.

antisocial personality disorder

4　反社会性パーソナリティ症

A　特　徴

　他者の気持ちへの冷淡な無関心，他人の権利を無視し侵害する行為，社会のルールや義務への無責任さ，良心の呵責のなさなどがみられる. その病態レベルによりサイコパシー（社会病質人格）と呼ばれることもある. 表面的にはしばしば正常にみえ愛想のよいこともあるが，自己中心的なこと，病的なまでに嘘をつくことなどが後に明らかになることが多い. 有病率は男性が3％と女性の1％よりも多い. 子どもの頃から動物虐待や家出，盗み，喧嘩，詐欺などがみられることがある.

　よって，少年院や刑務所では有病率が高くなる. 犯罪行為を繰り返すこれらの患者の中には，脳波や神経学的診察で異常所見を呈するものもあり，単

なる違法行為とは区別する必要があるかもしれない.

B　対応・治療

治療としては,不安や怒り,攻撃性に対して薬物療法を行うこともあるが,物質乱用者が多いので慎重に行う必要がある.精神療法では認知行動療法が有効とされているが,本人の動機が弱いため心理的介入が難しいことが多い.とくに激しい暴力行為を伴う犯罪行為を起こす可能性の高い患者に対する精神力動的アプローチ*は,精神療法を行う前よりも症状が悪化する可能性があるという報告もある.

> **精神力動的アプローチ**
> 抑圧している感情や現在の問題に及ぼす過去の体験の影響への直面化,解釈などを行う.内省を促す精神療法のため,一時的に怒りや抑うつが悪化することもある.

borderline personality
disorder（BPD）

5　ボーダーラインパーソナリティ症（BPD）

A　特　徴

ボーダーラインパーソナリティ症は境界性パーソナリティ症ともいわれ,本人の苦痛も強く,自殺率は10％と高い.DSM-5-TRの診断基準を**表Ⅲ-8-2**に示す.男性よりも女性で診断されることが多い.精神科の病棟や外来,さまざまな現場で最も問題になるのは,この人々であろう.看護師は共感や親身な援助を得意とし,患者や家族からもそれを求められる立場である.し

表Ⅲ-8-2　ボーダーラインパーソナリティ症の診断基準（DSM-5-TR）

対人関係,自己像,感情などの不安定性および著しい衝動性の広範な様式で,成人期早期までに始まり,種々の状況で明らかになる.以下のうち5つ（またはそれ以上）によって示される.
(1) 現実に,または想像の中で,見捨てられることを避けようとするなりふりかまわない努力（注:基準5で取り上げられる自殺行為または自傷行為は含めないこと）
(2) 理想化とこき下ろしとの両極端を揺れ動くことによって特徴づけられる,不安定で激しい対人関係の様式
(3) 同一性の混乱:著明で持続的に不安定な自己像または自己意識
(4) 自己を傷つける可能性のある衝動性で,少なくとも2つの領域にわたるもの（例:浪費,性行為,物質乱用,無謀な運転,むちゃ食い）（注:基準5で取り上げられる自殺行為または自傷行為は含めないこと）
(5) 自殺の行動,そぶり,脅し,または自傷行為の繰り返し
(6) 顕著な気分反応性による感情の不安定性（例:通常は2〜3時間持続し,2〜3日以上持続することはまれな,エピソード的に起こる強い不快気分,易刺激性,または不安）
(7) 慢性的な空虚感
(8) 不適切で激しい怒り,または怒りの制御の困難（例:しばしばかんしゃくを起こす,いつも怒っている,取っ組み合いの喧嘩を繰り返す）
(9) 一過性のストレス関連性の猜疑念慮または重篤な解離症状

［日本精神神経学会日本語版用語監修,髙橋三郎,大野　裕監訳:DSM-5-TR™精神疾患の診断・統計マニュアル,p.733,医学書院,2023より許諾を得て転載］

かし，患者にとってよいと考えて行った通常のケアや対応が，時に彼らの問題行動を引き起こすことがある．依存傾向を助長したり，「あの人はもっと優しく話を聴いてくれた」などと同僚と比較されたり，「あなたのことは信頼していたのに裏切られた」などと騒ぎ，スタッフ自身が感情的に傷つけられたりする．この周囲をふりまわす操作性や見捨てられ不安，力になってやりたいと思わせるある種の魅力，それらも彼らの病理である．

　病因としては，幼少期の不十分なケアなど周囲へ愛着をもてない環境，身体的あるいは性的虐待といった生育史上の要因のあるケースが多い．また，生物学的にセロトニンやノルアドレナリン作動性神経の脳システムの特性により，不安や緊張，意欲低下といった情動の不安定さが起きやすい可能性が想定されている．

B　対応・治療

　治療の対象となる患者の特性は，彼らにとって長年にわたって認知や行動のパターンとなっているものであり，簡単に変えることは難しい．治療者や看護スタッフも家族や患者のパートナーとともに，患者が自己認識や内省を深めるのを支えていくことが必要である．感情や衝動をコントロールできるようになり，徐々に，自然に回復していくことを目指す．

　精神療法的アプローチとしては，従来の精神科医との個人面接だけでなく，マインドフルネス（現実的で冷静な自己観察，現実認識の技能）の獲得を目指す弁証法的行動療法や，メンタライゼーション（自分や周りの人の行動は，その人の考えや気持ちといった心理プロセスから起こることを理解する技能）を含む精神分析的デイケアなどの心理社会的治療プログラムの有効性が実証されている．

　薬物療法としてはバルプロ酸ナトリウムや炭酸リチウムといった気分安定薬や選択的セロトニン再取り込み阻害薬（SSRI），非定型抗精神病薬を用いて，衝動的な攻撃性や抑うつ，不安，疑い深さなどの軽減を図ることが多いが，あくまでも補助的な治療である．

　病棟での看護ケアにおいては，患者の出してくるさまざまな訴えや要求について，スタッフ間で定期的にカンファレンスを行うなどして共有するとよい．生きづらさに傾聴し不安に共感することが前提ではあるが，病棟のルールを逸脱しないよう限界を設定することも重要である．

narcissistic personality disorder

6 ｜ 自己愛性パーソナリティ症

A 特 徴

　自己愛性パーソナリティ症の問題は精神分析の中で見出された．患者は賞賛されたいという気持ちが強く，根拠はさほどないにもかかわらず，自分が周囲よりも優れていて特別な人物であると思っている．時に空想や行動での誇大性，自己中心性を発揮し，共感の欠如のためパートナーや友人を自分の引き立て役のように扱ったり，平気で利用したりする．対人恐怖症などの神経症やうつ病ないし双極症といった気分障害の背景にも自己愛の「傷つき」という問題はみられ，自己愛性パーソナリティ症の診断は難しい．

　精神科スタッフが生育歴などの問診をとる間にも，彼らは批判されたと傷ついたり，相手への嫉妬を感じたりして，逆に外来システムの不備をあげつらったり，医師や看護師に攻撃的になることがしばしばみられる．

B 対応・治療

　対応のポイントは少し相手寄りの立場に立って，よいところを評価することではないかと思われる．そうして相手の弱点に踏み込まないようにして，こちらの怒りや反論は棚上げしておく．関係性が構築されてから，現実的な世界での患者の主観的な傷つき体験に共感しつつ，徐々に自己肯定感を高め，他人から評価されたいという欲求が薄らいでいくのを待つ．

histrionic personality disorder

7 ｜ 演技性パーソナリティ症

A 特 徴

　演技性パーソナリティ症は，かつてヒステリー性人格といわれていた．ヒステリーとは心理的な葛藤を抑圧して身体症状に転換してしまうもので，現在では心因性の失声や歩行障害，身体症などの診断名で神経症に分類される．抑圧という防衛機制がうまく働かないヒステリー性人格とは別物であり，混乱を避けるため「ヒステリー」という用語は使われなくなった．

　演技性パーソナリティ症の特徴は，人目を引く行動，過度な情緒性，演技的でオーバーな感情表現などである．暗示にかかりやすく，しばしば気のない相手にも性的な誘惑をほのめかす．

　演技性の人々が注目を集めようとする行動をとるのには，自分が受け入れ

られるということを再確認するという無意識的な意味がある．土居健郎は精神分析の観点から，「ヒステリー性格の病理は，自我親和性で，抑圧は存するが，あたかも抑圧が存しないかのごとくふるまう」として，この性格の人々の心理の裏には「内心深くひそむ罪悪感」があると指摘している[1]．

B 対応・治療

治療の目指すところは，患者が支配的で挑発的な振舞いをしなくても，自分の価値を見出せるようになることであろう．当然ながら，このような人々は同性からの反発を受けやすいので友人は少ない．しかし侵入されたり搾取されたりするような不安を抱かない時，彼らは親切で暖かく世話好きな一面もある．「治療」の対象なのか難しいケースも多いが，看護のポイントはそういう長所を支えていくことではないであろうか．

obsessive-compulsive
personality disorder

8 強迫性パーソナリティ症

A 特 徴

「あの人は強迫的な性格だ」という時，細かい規則にこだわり，完璧主義で頑固，けち，融通がきかないなどの特徴を挙げることができる．この特徴はいわば日本では美徳でもあり，仕事熱心で職場で能力を発揮することもある．しかしその傾向が著しく，杓子定規で他者から煙たがられたり，過剰にルールを優先して苦情が来たり，本人や周囲がこの性格傾向で悩む時，パーソナリティ症として対応することが求められる．

強迫症状と関連することも多いが，たとえ溜め込みや手洗い，戸締まり確認といったこだわりがあっても，本人に不合理感や苦痛がないのが特徴である．この点は，自閉スペクトラム症のこだわりとも鑑別が必要である．周囲からみると困った症状も，彼ら自身にとっては自然なこと，当たり前のことであるため，これらの症状をもつ人々には性格に偏りがあるという自覚はなく，二次的に適応反応症や抑うつ，摂食症などを呈した時に精神科を受診する場合が多い．

avoidant（anxious）
personality disorder

9 回避性（不安性）パーソナリティ症

A 特 徴

　不安や緊張が高いこと，自分には能力や魅力がないと思い込んでいること，社会的な評価に敏感であることなどが特徴である．シゾイドパーソナリティ症と同様に，ひきこもっている人に多く，できる限り人との付き合いを避けるが，それは他人からの拒否や批判を恐れるためであり，統合失調質の「孤独を愛する」のとは異なる．全般性の社交不安症（p.129，「社交不安症」参照）と重なるところが多く，回避性パーソナリティ症を重症型の社交不安症ととらえることもある．人前で話すと緊張する，赤くなる，声が震えるなどの対人緊張の症状で受診することもあれば，社会や学校での対人関係の困難さからひきこもりになり，うつ病やパニック症などを起こして受診することもある．

B 対応・治療

　併存するうつや不安症に対してパロキセチンやフルボキサミンなどのSSRIで治療しながら，回避・社会的ひきこもりという防衛的なパターンを改善していくことを目指す．患者は相手の些細な言動から，自分を非難されたと受け取め，容易にバーチャルな世界に逃げ込んでしまう．根底には他者に受け入れられたい欲求や社会とつながりたいという欲求があるので，その気持ちに共感し支持することが良好な関係を構築するうえで大切である．

dependent personality
disorder

10 依存性パーソナリティ症

A 特 徴

　他者に依存し，重要な決定をその人に委ね，無理な要求にも応えようとする．見捨てられることや，一人で行動を決断することへの恐怖がある．うつ病を繰り返した結果としても，身体疾患や器質性障害の人格変化としても，このような特徴が出現することがあるので注意が必要である．

　依存する他者が患者を支持し見守ってくれる人であれば問題にならないことが多いが，自己愛的な問題を抱えていたり，アルコールやギャンブルへの嗜癖があったりする人であると，共依存の関係に陥りやすく，抑うつや不安，不眠などを呈する．

11 | その他の要因による人格変化

A 特徴

　微細な頭部外傷などによる脳障害や脳卒中後，中枢神経に炎症の起こる膠原病などに長く罹患している場合や，薬物乱用者などに，性格変化などがみられることがある．DSM-5-TRではパーソナリティ症に含めない．器質性精神障害あるいは症状性精神障害という．

●引用文献
1）水俣健一：演技性パーソナリティー障害．精神科治療学 25［増刊］：289，2010

9 小児・青年期の精神障害

　本節ではいわゆる発達障害と呼ばれるものについて述べる．DSM-5-TRでは最初の大項目に挙げられている神経発達症群に相当する．これは長い精神医学の歴史の中で主に小児・青年期の問題として取り上げられてきた．しかし「大人のADHD」などの言葉を耳にすることが増えてきたように，これは小児・青年期だけの問題ではない．成人を対象としている精神科に，「自分がそうではないか」と受診してくる人が増えている．子どもから成人にいたるまでの正常発達に比して，全体的に成長が遅れること，成長のしかたに凹凸が認められることがある．それは，その他の精神疾患と複雑に絡み合うこともあり，成人をみるうえでも，理解を深めておかなければいけない重要な視点である．また看護師として患者やその家族とかかわっていく中で，この視点をもつことが，現場の状況をより円滑に豊かにしていく助けになることと思う．

　ここではまず正常の発達を考えたうえで，DSM-5-TRの神経発達症群の中で，とくに理解を深めておきたい**知的発達症（知的能力障害），自閉スペクトラム症，注意欠如多動症，限局性学習症**について病態，診断を述べる．受診のきっかけ，治療に関しては共通する点が多いため，最後にまとめて説明することとする．また神経発達障害と同時に重要な視点として愛着の問題がある．最後にそのことについても触れておく．

1 標準的な神経発達

A 神経発達とは

　神経発達とは反射や運動機能，感覚機能，言語，適応行動，社会性などの発達のことで，人は生涯にわたって発達し続ける存在と考えられる．多くの生物がそうであるように，人間にもどのような段階を踏んで発達するのか，標準的なプランがある．しかし，必ずしもプラン通りに発達するとは限らない．たとえば，発達のしかたには環境が影響を与えることがある．育児放棄をされて話せなかった子どもが，愛着が成立する相手を得て，はじめて急速に話し始めることがある．

表Ⅲ-9-1　運動機能と感覚機能の平均発達段階

新生児：腹臥位，背臥位　　　親の顔をみる　音に反応
2ヵ月：あやすと笑う
3, 4ヵ月：頸が座る
5, 6ヵ月：四つん這い　坐位　寝返り　手でものをとる　人見知り
7, 8ヵ月：欲しいものがあると声を出す
9, 10ヵ月：物真似動作　つかまり立ち
11ヵ月：1語をいう.「まんま」など.
1歳頃：伝い歩き，歩行　　指先で積み木をつかむ
2歳：走る　　スプーンで食べる　　積み木を積む　　絵本の絵を指させる　2語文
3歳：片足立ち　　箸を使い出す　　「これ何？」「どうして？」
4歳：片足飛び　　人形で想像遊び
5歳：スキップ　　紐結び　　10個くらいのものを数える　衣服を一人で着る
6, 7歳：閉眼片足立ち

B　発達に影響を与える要因

　発達には，標準年齢的要因，標準歴史的要因，非標準的要因の3つが影響を与える．標準年齢的要因は，年齢による成熟だけではなく，小学校，中学校などの学校や，就職，結婚などの社会的な体験による変化も含む．標準歴史的要因は，どのような時代に子ども時代を過ごしたかという影響である．戦時下や不況下，あるいは今のようなコンピュータ社会とそれ以前とでは，成長のしかたに違いが出る．非標準的要因は，すべての人には関係しないが，交通事故に遭うなど非特異的な経験の影響である．このように発達はさまざまな影響を受けるため，個々により多少の幅はあるが，大まかな平均的発達の段階を表Ⅲ-9-1，2に挙げておく．

2　代表的な神経発達症

intellectual developmental disorder（intellectual disability disorder）

2-1　知的発達症（知的能力障害）

A　病態

知的発達症とは

　DSM-5-TRでは知的発達症，ICD-10ではF7精神遅滞のことである．勉強ができなければ，つまり読み書き，計算ができなければ知的発達症というわけではない．知能とは人が自立して生きていくために必要な能力をいう．つまり，その年齢における同じ社会で生活する仲間と比べて，物事を理解する力，判断をする力，その社会に適応する力に障害がある場合に知的発達症

表Ⅲ-9-2 **心理発達**

①新生児期	音に反応してものをみつめる．母親が新生児の顔をみて口を開いたり閉じたりするとそれを模倣する．母の声の方に向く．これら新生児の反射や行動は，新生児自身はわかっていなくても，母親に影響を与える．この母と子の相互関係が後の発達につながる．
②乳児期	養育者との愛着が結ばれ始める時期である．おむつが濡れると泣き，空腹で泣き，それに養育者が応える．乳児が笑い，母親が喜ぶという相互関係の中で形成されていく．また9ヵ月頃になると，自分が手を伸ばしたものに触れても大丈夫か親の反応をみるようになる．自分と対象という二項間の関係から，それをみている他者を含めた三項関係になる．自分が興味をもったものを指さして，大人にも注意を向けさせる，大人がじっとみているものを自分もみるようになる．こうして，他者の表情などを手がかりに行動をコントロールできるようになる．これは，成長後ずっと続く基本的な行動パターンである．
③幼児前期 （1〜3歳）	この頃から，あるものを別のものに見立てたり，ふり遊びができるようになる．たとえば，砂場でご飯をつくり，食べるふりをするなどである．1歳では養育者に誘導された遊びが多いが，2歳以降はほかの子と遊ぶことも始まる．ただ，協力して遊ぶというより，砂場で遊んでいる子の横で，同じように遊ぶというようなかかわり方である．また言葉がものを表すことがわかり，「これは何？」という問いかけが増える．また何でも自分でやりたがるようになる．行動範囲が増え，しつけのために「いけない」と親からいわれるようになり，自分の欲求を抑えなければいけない場面がでてくる．言い訳をするようになる．第一反抗期が始まる頃である．
④幼児後期 （3〜6歳）	さらに話せるようになり，目的のために自分から動こうという自主性が認められる．またほかの子と一緒に同じものをつくるなど協力して遊べるようになる．これをしたいと自己主張ができるようになると同時に，滑り台で順番を待つなど，ほかの人のために我慢することができるようになっていく．またあの子より自分はできる，できないと自己評価をし，優越感や劣等感を感じるようになる．
⑤学童期	幼児期に獲得された養育者との関係に支えられながら，学校に行き，対人関係のルールを学び，集団内での自分の位置づけや，友人とのかかわり方を学ぶ．その中で自分の欲求を抑え，役割や責任を理解していく．小学校低学年の間は，親や先生のいうことが絶対であるが，高学年になるにつれ，大人のさまざまな面をみて，発言や考え方に矛盾があったり，常に正しいわけではないとわかるようになってくる．第二反抗期の始まる頃である．
⑥思春・青年期	第二反抗期や性的成熟により情緒不安定となり，混乱しやすい時期である．親の態度に反発を覚えるようになり，親から離れることを求めるが，まだ不安もあり，自立と頼りたい気持ちの間で揺れる．自立するためには，この葛藤を克服することが必要である．これまでの親との関係により，それを克服することが困難となり，さまざまな精神的な問題が生まれる時期でもある．

とする．逆をいえば，読み書き，計算が苦手であっても，特別な支援がなく生活できていれば知的発達症とはいわない．

疫学

有病率は一般人口の1％という報告がある．

発症機序

知的発達症の原因は不明なものが多いが，その時期により出生前，周産期，出生後と分類できる．多くは出生前で，遺伝子や染色体に異常があるなど先天性のもの，たとえば21トリソミー［ダウン（Down）症候群］，脆弱X症候群［マーティン・ベル（Martin-Bell）症候群］，フェニルケトン尿症，神経線維腫のような内因性の原因によるものが相当する．

ほかに，母体にいるうちに母親が感染症，有機水銀などの毒物，放射線の

表Ⅲ-9-3 知的発達症（知的能力障害）の診断基準（DSM-5-TR）

知的発達症（知的能力障害）は，発達期に発症し，概念的，社会的，および実用的な領域における知的機能と適応機能両面の欠陥を含む障害である．以下の3つの基準を満たさなければならない．

A. 臨床的評価および個別化，標準化された知能検査によって確かめられる，論理的思考，問題解決，計画，抽象的思考，判断，学校での学習，および経験からの学習など，知的機能の欠陥．

B. 個人の自立や社会的責任において発達的および社会文化的な水準を満たすことができなくなるという適応機能の欠陥．継続的な支援がなければ，適応上の欠陥は，家庭，学校，職場，および地域社会といった多岐にわたる環境において，コミュニケーション，社会参加，および自立した生活といった複数の日常生活活動における機能を限定する．

C. 知的および適応の欠陥は，発達期の間に発症する．

［日本精神神経学会日本語版用語監修，髙橋三郎，大野　裕監訳：DSM-5-TR™精神疾患の診断・統計マニュアル，p.37，医学書院，2023 より許諾を得て転載］

影響を受けるなどの外因によるものもある．周産期には，胎盤の機能不全や低酸素，頭蓋内出血や水頭症が原因になる．出産後は日本脳炎やポリオ，麻疹などによる脳炎，交通事故による頭部外傷，虐待などの生育環境も原因となりうる．

診断的特徴

先に述べたように，われわれは年齢に応じて平均的に期待される発達がある．たとえば言葉でいえば，1歳で初語，2歳頃には2語文をいえるようになるということであるが，知的発達症が重ければ言葉を発することができないし，言葉というものの役割を理解することもできないであろう．ただ話せるということではなく，学校，社会で適応していくためには，言葉を状況に応じて適切に使えることが期待される．知っている言葉の種類，代名詞の使い方，自分勝手に話していないか，相手の言葉を覚えていられるか，相手の言葉を理解する力があるか，その言葉を受けて感情のコントロールができるかなど，その年齢，社会的背景の中で自立して生きていけるかどうかが診断をするうえで必要である．同様に，計算ができるか，という点で考えれば，足し算・引き算ができるということだけではなく，それを金銭管理に使い，先々のことを計算して欲しくても購入を我慢できるか，適切に使用して娯楽を楽しむことができるかなどが社会的，実用的に必要とされる能力である．それをあくまで年齢や社会に応じてみていくことが必要である．

B 診断

DSM-5-TR の診断基準を**表Ⅲ-9-3**に示す．
DSM-5-TR の診断基準は，3つの基準をすべて満たすことを求めている．

表Ⅲ-9-4 知的発達症の分類

軽度：IQ 50 〜 69：日常的には一人で身辺のことを対処することができ，自立は可能である．ただし，人にだまされやすかったり，危険に気づきにくかったり，人に操作され犯罪に関与してしまう可能性が高くなるかもしれない．普通学級で教育を受けることもある．
中等度：IQ 35 〜 49：食事や衣服の着替えなど基本的な日常生活は繰り返しの訓練などで可能かもしれないが援助が必要である．教育は特別支援学級で受けることが多い．
重度：IQ 20 〜 34：他人との意思の疎通，環境への適応がかなり困難であるため，常に見守りが必要である．
最重度：IQ 20 未満：多くは身体的な障害も合併しており，身体的にも，安全を守るためにも常時援助が必要である．

つまり基準 A だけでは判断せず，基準 B を十分に吟味することが必要である．そのためには，養育者など本人をよく知る情報提供者から話を聞くことが重要であるが，情報提供者に知的発達症がある可能性もあり，その場合は患児が適応に困っていることをよく理解できていなかったり，養育者に認めたくない気持ちがあると面接に拒否的であったりするため，配慮が必要である．

現在日本では，ICD-10 に従い，主に知的発達症の程度を知能検査の結果（知能指数：IQ）によって分類し，IQ 69 以下を知的発達症としている（表Ⅲ-9-4）．また知的発達症には該当しないが，IQ 70 〜 84 を，援助の視点から境界領域知能と呼ぶこともある．知的発達症には療育手帳が発行されるが，その基準は自治体ごとに定められている．IQ を 75 以下としているところが多いが，70 以下としているところもある．また知的発達症では，自閉スペクトラム症，注意欠如多動症，抑うつ症群，双極症，不安症，衝動制御障害などを併発することがある．

> **療育手帳**
> 知的障害者に対して各種の援助を受けやすくするため，児童相談所などにおいて知的障害と認定された者に対して交付される手帳．重度（IQ でおおむね 35 以下）（A）と，それ以外（B）と判定される．

autism spectrum disorder

2-2 自閉スペクトラム症

A 病態

自閉スペクトラム症とは

ICD-10 では広汎性発達障害，DSM-5-TR では自閉スペクトラム症としているが，定型発達の人たちに比べて考え方，感じ方，人とのかかわり方，楽しみ方や生き方などが異なっており，そのために社会適応が難しい場合につけられる診断である．DSM-5 では，自閉症スペクトラム障害とも呼ばれていた．

疫学

有病率は 2% 強という報告がある．

発症機序

遺伝的な素因と環境因とがかかわっているといわれている.

B　診断

診断は DSM-5-TR では 5 つの基準からなされるが, 下記の代表的な 3 つはとくに理解しておきたい.

基準A. 社会的コミュニケーション能力の障害および対人的相互反応における持続的な欠陥がある

たとえば, 人と目を合わせないでかかわる, 相手や状況に合わせて動けない, 自己主張が強く一方的, 相手の表情が読み取れない, 言葉をいわれたまま受け取り, 裏の意味を理解できない, 興味や関心を人と共有することが少ない, 身振りの理解ができない, ことなどから明らかになる.

基準B. 行動, 興味, または活動の限定された反復的な様式

たとえば, おもちゃを一列に並べたり, ものを叩いたりするなどの単調な常同運動, 急に予定が変わるとパニックを起こす, 儀式的に挨拶したり, 同じ道順, 食べ物にこだわるなど, 同一性への固執, 習慣へのこだわり, 特定のものへの強い執着, 触感への過剰な反応, 光の動きを見続けるなどである.

基準C. 症状は発達早期から存在していなければならない

実際には, その程度により幼児期より明らかになることもあるが, 中学, 高校, 大学, 就労など周囲が要求する能力が上がり, そこに適応できないことからはじめて問題になり明らかになることも多い.

---

attention- deficit/
hyperactivity disorder
（ADHD）

2-3　注意欠如多動症（ADHD）

A　病態

注意欠如多動症とは

注意欠如多動症とは「不注意」「多動性・衝動性」の一部, もしくは両方が重複する特性をもち, そのために社会的に適応が難しい場合に用いられる診断である.

疫学

有病率は 3 〜 5％という報告がある.

B　診断

DSM-5-TR では「不注意」または「多動性および衝動性」によって特徴づ

けられるとされており，「不注意」「多動性および衝動性」において，下記に示したような症状が6ヵ月以上続いている時に診断される．

「不注意」とは，たとえば遊びでも授業でも1つの活動に注意を持続することができない，集中できないため間違いをする，直接話しかけられても，聞いていないようにみえる，一連の課題を順序立てて最後まで遂行することが困難である，書類，鉛筆などをよくなくす，気が散りやすい，約束を忘れるなどである．

「多動性および衝動性」とは，たとえば，そわそわと手足を動かす，授業中座っていることが困難，静かに遊ぶことが困難，しゃべりすぎる，相手が言い終える前に話し出してしまう，順番を待てない，他者のしていることを妨害してしまうなどである．

またこれらのいくつかが，12歳になる前から存在していることが診断には必要となる．

女子は，授業中席を立つ，他者の行動を邪魔するなどの多動の行動が，男子のように目立つ形では現れにくいためか，男子に比べ気づかれにくい傾向がある．成長するにつれて，しゃべりすぎ，話に割り込むなどの行動が目立ち，他者とうまくいかないことから気づかれることがある．

specific learning disorder

2-4 | 限局性学習症

A 病態

限局性学習症とは

DSM-5では，限局性学習障害とも呼ばれた．知的な発達に遅れがなく，視覚や聴覚などに大きな問題はないのに，「聞く」「話す」「読む」「書く」「計算する」「推論する」などの能力の1つ以上に障害があり，知的能力からすると期待される水準に学力が追い付かない状態をいう．

疫学

有病率は一般人口の5%という報告がある．

B 診断

ある特定の能力の習得とその使用に問題がある．DSM-5-TRでは，その困難を対象とした介入が提供されたにもかかわらず，「読字」「文章理解」「書字」「計算」「数学的推論」の困難さのうちの少なくとも1つが存在し，6ヵ月以上持続していることとしている．

具体的には，本を読む時に，小さい「っ」が発音できない，単語を間違える，抜かして読む，読んでいることの意味を理解できない．また，正確に文

字を書けない，「てにをは」の間違いが多く単純な文章しか書けない．話の意味を理解できない，言葉の聞き間違いが多い，順序立てて話すことができない，会話に余分が多い．数字の位取りが理解できない．算数の応用問題の理解が困難などで現れる．

3 ｜ 受診のきっかけ

　神経発達障害を考える際には，発達の特性という観点が大事である．個々の特性として周囲に理解されればよいが，実際には困難な場合が少なくない．

　健診で，視線が合わない，同じ年齢の子と比較して指示が入りにくい，落ち着かず動き回る，明らかな言葉の遅れがあるなどの場合はわかりやすいが，その程度が軽ければ気づかれにくい．母親にとっては，自分の子育てしか経験がないわけであるから，それが特性として存在するのか，はたまた自分の育て方に問題があるのだろうかと，頭を悩ませることになる．

　自分の子どもが周囲の子どもと違った成長をみせる時，自身の子育ての失敗に結び付け，抑うつ的になる母親も多い．逆にその特性により，妙に素直で子どもの頃はむしろ手がかからず育てやすい子と評価されることもある．それが成長に伴って，学校の授業についていけない，周囲の子とトラブルを生じやすい，いじめのターゲットになりやすいなど，さまざまな形での問題となって顕在化する．本人としては，「なぜ皆と同じようにできないのだろう」「また叱られてしまった」「友達をつくれない」などの悩みとなり，朝起きられない，元気が出ない，学校に行けないなどの状態となって現れてくる．そのため，学校で問題となり，教師の勧めで医療機関を受診したり，体調不良が続くことがきっかけで受診につながることが多い．

　後で述べるが，苦手なことをできるようにさせたいという親の思いが，極端な厳しさ，虐待につながることもありうる．また何とか周囲の助けで学校生活を終えられたものの，社会では十分なサポートを得られずに不適応を起こし，はじめて受診することも少なくない．この場合，不安や抗うつ状態などの症状を呈して来院する．そのため精神科医は，その年齢にかかわらずすべての患者に対して，表面的な症状のみではなく，背景に神経発達障害が存在しないか，診断がつかないまでも成長の凹凸の特性が，生きづらさにつながり症状を起こしてはいないかという視点をもって診察している．

　治療は，その表面の症状だけに向けられていてはうまくいかない．背景の特性に手が届いてはじめて，必要な手助けがみえてくることとなる．また神経発達障害は重複することも多く，診断名にこだわることなく，その子，その人が困っている特性に細やかに目を向けることが大切になる．

4 治療

A 療育

　発達障害そのものを回復させる治療はない．ただし，それはその人が発達をしないということではない．遅れや偏りはあっても，その人なりの発達をする．そしてそれは周囲の働きかけ，支援によって影響を受ける．早期発見をして，社会生活を送るために必要なことを学習，訓練し，社会適応し自立できる力を習得できるよう療育することが大切である．そのためには，健診が重要である．3ヵ月健診，1歳6ヵ月健診，3歳健診，その後は幼稚園や学校で毎年1回健診がある．容貌の観察，聴覚や視覚のチェックから始まり，指の使い方，歩き方，質問への反応，友達との交流のしかたなどで，社会性や知能の発達を調べる．言葉の発達や日々の行動（着替え，食事など），運動の稚拙さなどは，言語療法，作業療法，感覚統合療法などさまざまな療育により発達を促すことができる．

B 薬物療法

　現在のところ，知的発達症，自閉スペクトラム症，限局性学習症そのものを治す薬はない．しかし，ADHDに関しては治療薬があり，多動や衝動性，不注意に一定の効果があると認められている．実際に外来では内服後「人の話が聞けるようになった」「嫌なことでも少し集中できるようになった」などの効果が聞かれる．日本では，リスデキサンフェタミンメシル酸塩（ビバンセ®），メチルフェニデート（コンサータ®），アトモキセチン（ストラテラ®），グアンファシン（インチュニブ®）と4種類の薬が使用可能である．望まれる効果，年齢，効くまでの時間，持続時間，副作用などにそれぞれ違いがあるため，本人にもよく理解してもらい，より効果的に，そして弊害が少ない使い方をすることが重要である．

　その他，その特性を背景に現れる不安，抑うつ，情動不安定，自傷などに，抗不安薬，抗精神病薬，気分安定薬などを用いることもある．薬を子どもに用いることには抵抗があるかもしれないが，大切な発育の機会に集中できない，衝動が抑えられないことにより失うものも多く，症状が強い場合には何よりも子どもが苦しんでいるため，思い切って使うことが必要なこともある．

> **メモ**
> メチルフェニデートは，処方できる医師，医療機関，調剤できる薬局を限定されている登録制とされた薬である．

C 社会的支援

　親や本人が児童相談所，福祉相談窓口などを通して社会支援の情報を得ら

れるようにすることが重要である．療育手帳の申請や障害者手帳の申請を行い，療育機関や特別支援学級など適切な教育環境を選ぶ．技能訓練や就労へつなげる情報やボランティアの支援を受け，本人，家族を孤立させず，本人を取り巻く親，援助者の不安やストレスを軽減させながら，本人の社会適応を支援していくことが望まれる．

> **コラム**　**看護における神経発達障害という視点**
>
> 看護師として，神経発達障害の知識がなぜ必要となるか．これは最初に述べたように，子どもから大人までがもちうる特性であるからである．とくに小児・精神科外来・病棟に勤務する者だけがその知識をもっていればよいということではない．どの科の患者の中にも，その家族の中にも神経発達障害の人は存在する．外来や病棟において，ほかの人にはわかる説明がなかなか通らないことを経験する．なぜこの人はパニックになるのか？　なぜこの人はこんなことで怒るのか？　なぜ約束したことが守れないのか？　「だらしない患者」「感じのわるい家族」などと考えてマイナス感情を抱いて接していては手助けにならない．神経発達障害という視点があることで，「もしかしたらできないのかもしれない」「わからなくて不安に感じているのかもしれない」と思えば，話し方を変える（たとえば，一文を短くして説明する），絵を使う，病棟での生活の流れを紙に書いて渡すなど工夫をすることができる．この特性をもつ可能性を頭に浮かべることによって，ケアすることが難しく感じられる患者に感情的に圧倒されることなくケアすることができれば，治療，病棟生活の質がよりよいものとなりうる．

attachment disorder

5 　愛着障害

　神経発達障害を考えるうえで，その人がどのような愛着関係をもって育ってきたかということは外せない視点である．外来では，神経発達障害を疑う症例に，少なからず愛着の問題が絡んでいるケースや，神経発達障害のようであるが，実は愛着の問題ということがある．愛着の問題は，神経発達障害だけではなく，パーソナリティ症として扱われる症例の多くにも影響している．そのため，知っておきたい視点として紹介する．

A 　愛着とは

　愛着とは何であるか．無力な赤ちゃんとして生まれてくる人間が成長するためには，世話をしてくれる大人との情緒的なつながりが不可欠である．乳児期に自分の世話をしてくれる主な養育者(母親が多いが，父親であっても，施設などのスタッフでもよい．ただし複数の人ではなく，一人の人，特定の

存在ということが重要）とのかかわりが，心の発達の基盤となる．その自分を育ててくれた人との情緒的な絆を愛着という．標準的な神経発達の項（p.210，表Ⅲ-9-1 参照）で述べたが，6ヵ月くらいになると子どもは母親をほかの人と見分けられるようになる．人見知りが始まる頃である．

この頃，愛着が形成され始め，1歳半くらいまでが愛着形成に重要な時期といわれている．必要なのは，泣くと抱っこをしてくれ，そばで見守ってくれる存在である．寒い時には，「寒いね」といってくれ，共感してくれる感受性をもった存在である．愛着関係は一度形成されると持続されるといわれている．求めたら得られるという安心感，それが基本的な信頼と呼ばれる感覚につながる．この世は安心できる場所で，困った時には助けてくれる人がいると，ただ自然と信じられることである．

B　愛着が育たないケース

上記のような子どもの求めに養育者が応えられないと，安心感や信頼感が育たない．愛着が薄い，愛着がないという状態で育つ．

たとえば，母親など養育者の突然の死や離婚などによる別離のケースである．いたとしても母親が知的に問題を抱えていて，子どもの求めに応える力がないということもありうる．育てたい気持ちはあっても，過酷な環境の中で自分が生きるのに精いっぱいで応えられないこともありうる．子どもは最初は泣き叫んで求めるが，やがて待っても来ないものを諦め，絶望する．

または，虐待を受けるケースである．親を求めているのに，逆に攻撃されるという状態である．それでも子どもは親を求める．自分が愛されないのは自分が悪いのだと考えることもある．

C　愛着が得られないとどうなるか

子どもは安定した愛着が得られれば，やがて親から離れていても，あまり不安を感じずに，ほかの人とも適度に信頼感をもって過ごせるようになる．しかし，それがない，もしくは不安定であると，成長してからほかの人間関係においても不安定になる．自分がただいるだけで受け入れられる存在であることが実感としてわからないからである．

D　愛着障害と神経発達障害の関係

子どもが学校で忘れ物をする，落ち着かないというケースは，一見 ADHD の診断に当てはまるが，愛着の問題が関与しているかもしれない．学校の荷物をどのように忘れないようにするかを，子どもは最初親から教わる．親が

子どもに関心を払わなければ忘れ物は多くなる．虐待を受けて育っていたら，授業に集中できない．情緒が不安定になって，突発的な動きをすることも考えられる．親が神経発達障害であったら，子どもを育てるのに困難を感じている可能性がある．結果として愛着に問題が生じるかもしれない．子どもが神経発達障害であったらどうであろう．子育てが難しく感じられるかもしれない．結果として，子育てをしっかりしようとして叱ることが増え，子どもの立場からみたら，いつも叱られていたと記憶に残り，びくびくと人の顔色をみるようになるかもしれない．こんなふうに，神経発達障害と愛着の問題は微妙に絡み合っている．診断もその見守りも，慎重になされなければならない．

　愛着障害は，小児においてはDSM-5-TRの心的外傷およびストレス因関連症群の中の，反応性アタッチメント症，脱抑制型対人交流症に分類されている．成人期では，解離症，うつ病，不安症，摂食症などと診断され，愛着の問題は表に出てこないことも多い．愛着障害が認められる場合，それぞれの症状がより複雑に感じられることは少なくない．発達障害の特性にその人それぞれの生育環境（時代，家庭環境，学校環境など）が影響し合い成長していく．その時点での症状だけにとらわれることなく，その人，その人の人生の物語をみていくことが重要である．

索引

看護学テキスト NiCE

病態・治療論[12]　精神疾患（改訂第2版）

2018年9月15日　第1版第1刷発行	編集者　加藤　温，森　真喜子
2022年9月20日　第1版第2刷発行	発行者　小立健太
2024年1月20日　改訂第2版発行	発行所　株式会社 南 江 堂

〒113-8410 東京都文京区本郷三丁目42番6号
☎(出版)03-3811-7189　(営業)03-3811-7239
ホームページ https://www.nankodo.co.jp/
印刷・製本 日経印刷

© Nankodo Co., Ltd., 2024

定価は表紙に表示してあります．
落丁・乱丁の場合はお取り替えいたします．
ご意見・お問い合わせはホームページまでお寄せください．

Printed and Bound in Japan
ISBN978-4-524-20469-4